Barbara Groos

Arbeitsbuch

MENSCH KÖRPER KRANKHEIT

BIOLOGIE ANATOMIE PHYSIOLOGIE

Barbara Groos

Arbeitsbuch

MENSCH
KÖRPER
KRANKHEIT

BIOLOGIE
ANATOMIE
PHYSIOLOGIE

9. Auflage

ELSEVIER

Elsevier GmbH, Bernhard-Wicki-Straße 5, 80636 München, Deutschland
Wir freuen uns über Ihr Feedback und Ihre Anregungen an kundendienst@elsevier.com

ISBN 978-3-437-26687-4

R. Huch ... / K.D. Jürgens (Hrsg.), Mensch Körper Krankheit, 9.A., 2022, ISBN 978-3-437-26795-6
N. Menche, Biologie Anatomie Physiologie, 10.A. 2023, ISBN 978-3-437-26805-2

9. Auflage 2023

Wichtiger Hinweis für den Benutzer
Ärzte/Praktiker und Forscher müssen sich bei der Bewertung und Anwendung aller hier beschriebenen Informationen, Methoden, Wirkstoffe oder Experimente stets auf ihre eigenen Erfahrungen und Kenntnisse verlassen. Bedingt durch den schnellen Wissenszuwachs insbesondere in den medizinischen Wissenschaften sollte eine unabhängige Überprüfung von Diagnosen und Arzneimitteldosierungen erfolgen. Im größtmöglichen Umfang des Gesetzes wird von Elsevier, den Autoren, Redakteuren oder Beitragenden keinerlei Haftung in Bezug auf jegliche Verletzung und/oder Schäden an Personen oder Eigentum, im Rahmen von Produkthaftung, Fahrlässigkeit oder anderweitig, übernommen. Dies gilt gleichermaßen für jegliche Anwendung oder Bedienung der in diesem Werk aufgeführten Methoden, Produkte, Anweisungen oder Konzepte.

Die Patientennamen im Rahmen von Fallkasuistiken in diesem Buch (Kapitel 25) sowie in auf dieses Buch bezogenen Online-Kasuistiken sind völlig frei erfunden. Sollte es bei den Namen oder den Fallbeschreibungen Ähnlichkeiten mit lebenden oder verstorbenen Personen geben, dann sind diese rein zufällig und in keinem Falle beabsichtigt.

Für die Vollständigkeit und Auswahl der aufgeführten Medikamente übernimmt der Verlag keine Gewähr.
Geschützte Warennamen (Warenzeichen) werden in der Regel besonders kenntlich gemacht (®). Aus dem Fehlen eines solchen Hinweises kann jedoch nicht automatisch geschlossen werden, dass es sich um einen freien Warennamen handelt.

Bibliografische Information der Deutschen Nationalbibliothek
Die Deutsche Nationalbibliothek verzeichnet diese Publikation in der Deutschen Nationalbibliografie; detaillierte bibliografische Daten sind im Internet über https://www.dnb.de abrufbar.

23 24 25 26 27 5 4 3 2 1

Um den Textfluss nicht zu stören, wurde bei Patienten und Berufsbezeichnungen die grammatikalisch maskuline Form gewählt. Selbstverständlich sind in diesen Fällen **immer alle Geschlechter** gemeint.

Planung: Julia Lux, München
Projektmanagement: Martha Kürzl-Harrison, München
Redaktion: Susan Sedlick, München
Satz: SPi Global, Puducherry/ India
Korrektorat und externe Herstellung: Der Buchmacher, Arthur Lenner, Windach
Druck und Bindung: Drukarnia Dimograf Sp. z o. o., Bielsko-Biała/Polen
Fotos/Zeichnungen: Gerda Raichle, Ulm außer Kap. 3, Aufgabe 5: Erik Liebermann, Steingaden
Umschlaggestaltung: SpieszDesign, Neu-Ulm
Titelfotografie: Auge: © YakobchukOlena/iStockphoto; Puls messen: © Bangkokerz/iStockphoto;
Virus: © colourbox.com

Aktuelle Informationen finden Sie im Internet unter **www.elsevier.de.**

Inhalt – Kurzübersicht

Die Gliederung des Arbeitsbuches bezieht sich auf die Kapitelfolge der 8. Auflage des Lehrbuchs *Mensch Körper Krankheit* (MKK). Entsprechende Kapitel der 9. Auflage des Lehrbuchs *Biologie Anatomie Physiologie* (BAP) siehe jeweils in Klammern dahinter.

Abkürzungen

®	Handelsname (bei Arznei- und Pflegemitteln)
A., Aa.	Arterie, Arterien
BAP	Lehrbuch *Biologie Anatomie Physiologie*
BGA	Blutgasanalyse
BMI	Body-Mass-Index
BSG	Blut(körperchen)senkungsgeschwindigkeit
CT	Computertomografie
DD	Differenzialdiagnose
DNS, DNA	Desoxyribonukleinsäure (Säure engl. = acid)
EEG	Elektroenzephalogramm
EKG	Elektrokardiogramm
EMG	Elektromyogramm
GFR	Glomeruläre Filtrationsrate
Hb	Hämoglobin
Hk, Hkt	Hämatokrit
HNO	Hals-Nasen-Ohren
i. m.	intramuskulär (in einen Muskel hinein)
i. v.	intravenös (in eine Vene hinein)
Ig	Immunglobulin
M.	Morbus (Erkrankung), z. B. M. Bechterew
MKK	Lehrbuch *Mensch Körper Krankheit*
M., Mm.	Muskel/Musculus, Muskeln
MRT, NMR	Magnetresonanz-, Kernspintomografie
MTA	Medizinisch-technische Assistentin
N., Nn.	Nerv/Nervus, Nerven
OP	Operation
p. c.	nach der Konzeption (post conceptionem)
p. m.	nach der letzten Menstruation (post menstruationem)
PAP	Zervix-, Portio- oder Scheidenabstrich nach Papanicolaou
PET	Positronenemissionstomografie
PTCA	perkutane transluminale k(c)oronare Angioplastie (Ballondilatation)
Rö	Röntgen
RR	Riva Rocci, Prinzip einer Blutdruckmessung
s. c.	subk(c)utan (unter die Haut)
US	Ultraschall
V., Vv.	Vene/Vena, Venen
WHO	Weltgesundheitsorganisation (World Health Organisation)

Abbildungsverzeichnis

Barbara Groos, Hürth, abavo GmbH, Buchloe

Kapitel 1, Aufgabe 4, 8, 11
Kapitel 2, Aufgabe 4 ,10, 11, 12
Kapitel 3, Aufgabe 1, 3
Kapitel 4, Aufgabe 2, 3, 6, 11
Kapitel 5, Aufgabe 1, 6, 10, 12, 15
Kapitel 6, Aufgabe 4 , 11, 15, 23, 27, 29
Kapitel 7, Aufgabe 3, 6
Kapitel 8, Aufgabe 1, 8, 10, 11, 14, 17, 22, 25
Kapitel 9, Aufgabe 2, 5, 12, 15
Kapitel 10, Aufgabe 4, 6
Kapitel 11, Aufgabe 3, 4
Kapitel 12, Aufgabe 1, 6
Kapitel 13, Aufgabe 2, 5, 8, 9, 17
Kapitel 14, Aufgabe 2, 8, 13
Kapitel 15, Aufgabe 2, 6, 8, 10
Kapitel 16, Aufgabe 5, 14
Kapitel 17, Aufgabe 8, 17, 18, 20
Kapitel 18, Aufgabe 11, 14
Kapitel 19, Aufgabe 4, 14, 16, 17
Kapitel 20, Aufgabe 4, 6, 9
Kapitel 21, Aufgabe 3, 4, 8
Kapitel 22, Aufgabe 7, 9
Kapitel 23, Aufgabe 3, 5, 11
Kapitel 24, Aufgabe 4, 9

Gerda Raichle, Ulm

Kapitel 1, Aufgabe 1
Kapitel 2, Aufgabe 3, 7, 9
Kapitel 3, Aufgabe 6, 8, 9
Kapitel 4, Aufgabe 9
Kapitel 5, Aufgabe 2, 4, 5
Kapitel 6, Aufgabe 1,2, 5, 8, 10, 12, 14, 18, 20, 21, 26, 28
Kapitel 7, Aufgabe 2, 5, 8, 9
Kapitel 8, Aufgabe 2, 3, 6, 12, 15, 18
Kapitel 9, Aufgabe 6, 13
Kapitel 10, Aufgabe 8
Kapitel 11, Aufgabe 2, 5
Kapitel 12, Aufgabe 4, 8
Kapitel 13, Aufgabe 10
Kapitel 14, Aufgabe 1, 5, 11
Kapitel 15, Aufgabe 1, 7
Kapitel 16, Aufgabe 1, 8, 10, 11

Kapitel 17, Aufgabe 1, 10, 13
Kapitel 18, Aufgabe 5, 8
Kapitel 19, Aufgabe 2, 10, 12
Kapitel 20, Aufgabe 1, 3, 5
Kapitel 21, Aufgabe 10
Kapitel 22, Aufgabe 8
Kapitel 24, Aufgabe 2
Kapitel 25, Fall 8
Lösungen, Kapitel 2, Aufgabe 7, 9
Lösungen, Kapitel 7, Aufgabe 9
Lösungen, Kapitel 14, Aufgabe 11
Lösungen, Kapitel 15, Aufgabe 7
Lösungen, Kapitel 18, Aufgabe 5
Lösungen, Kapitel 21, Aufgabe 10

Sabine Weinert-Spieß, Neu-Ulm:
Kapitel 12, Aufgabe 11
Kapitel 13, Aufgabe 7
Kapitel 24, Aufgabe 7

E. Liebermann, Steingaden:
Kapitel 3, Aufgabe 5

1 Notwendiges aus Chemie und Biochemie

Aufbau eines Atoms

Aufgabe 1
MKK Abb. 1.1
BAP Abb. 2.2

Bitte benennen Sie die Strukturen der Abbildung.

a) Proton
b) Neutron
c) Elektron

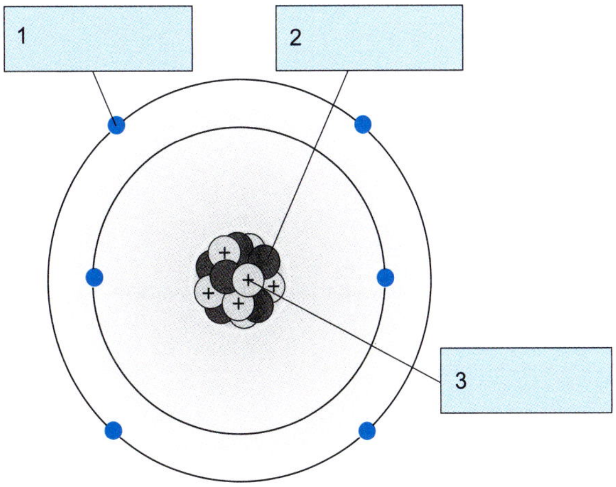

Isotope Radionuklide

Aufgabe 2
MKK 1.2
BAP 2.2

Prüfen Sie bitte die folgenden Aussagen über Isotope. Welche von ihnen treffen nicht zu?

a) Isotope eines Elements verhalten sich chemisch unterschiedlich.
b) Isotope unterscheiden sich durch die Zahl ihrer Neuronen.
c) Isotope mit hohen Protonenzahlen zerfallen und geben Strahlung ab. Sie sind radioaktiv.
d) Mithilfe künstlich erzeugter Isotope wie Jod-123 kann man die Schilddrüse untersuchen.
e) Zur Diagnostik darf man nur Isotope mit langer Halbwertszeit anwenden, da ansonsten die Ergebnisse ungenau sind.

Die Ionenbindung

Aufgabe 3
MKK 1.4.1
BAP 2.4.1, Abb. 2.6

Ergänzen Sie bitte die beiden folgenden Sätze.

Löst man Salzkristalle (z. B. NaCl) in Wasser auf, so erhält man eine wässrige Lösung. Sie heißt E.........k...........lösung. Neutrale Lösungen sind weder s.........r noch b........sch. Versieht man eine solche Lösung mit elektrischer Spannung, so wandern die positiv geladenen Natriumionen zur negativ geladenen K.........de, die negativ geladenen Anionen wandern zur positiv geladenen A..........de.

Aufgabe 4
MKK 1.5
BAP 2.5

Anabole und katabole Reaktionen

Bitte ordnen Sie die zutreffenden Aussagen der rechten Seite den Begriffen der linken Seite zu.

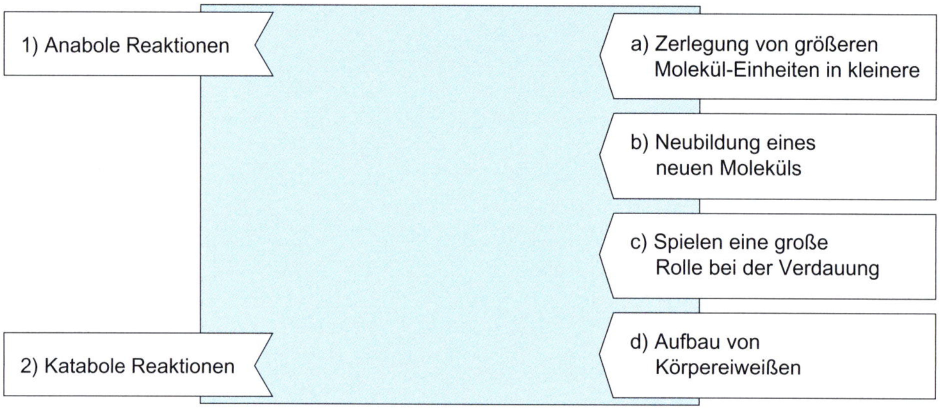

Aufgabe 5
MKK 1.7.2–1.7.4
BAP 2.7.2–2.7.4, Abb. 2.12

Säuren und Basen

Bitte ergänzen Sie folgenden Text.

Azidität und Alkalität einer Lösung hängen von der Konzentration der ....-Ionen bzw. .... -Ionen ab. Ist die Konzentration gleich, so ist die Lösung n............ Chemische Substanzen, die ....-Ionen abgeben können, bezeichnet man als .... Je saurer eine Lösung ist, desto .... ist der ....-Wert. Um den pH-Wert innerhalb einer Körperflüssigkeit konstant zu halten, gibt es ....systeme. Das sind Substanzen, die überschüssige H^+-Ionen a................. und bei basischen Millieu wieder a.........b....... Ein wichtiges Puffersystem unseres Körpers ist das K.....................-/B..............-System.

Aufgabe 6
MKK 1.7.4, Abb. 1.16
BAP 2.7.4, Abb. 2.13

Das Kohlensäure-Bikarbonat-System als lebenswichtiges Puffersystem

Welche beiden Organe sind an der Regulation des pH-Wertes maßgeblich beteiligt? Bitte notieren Sie kurz die jeweilige genaue Funktion im Rahmen des Puffersystems.

a) Leber
b) Lunge
c) Niere
d) Magen

Aufgabe 7
MKK 1.8
BAP 2.8

Organische Verbindungen in der Ernährung

Welche Substanz ist der Hauptenergieträger des menschlichen Körpers?

a) Alkohol
b) Eiweiß
c) Fett
d) Wasser
e) Glukose (Zucker)

Organische Verbindungen in der Ernährung

Aufgabe 8
MKK 1.8
BAP 2.8, Tab. 2.2

Welche Begriffe passen zusammen?

1) Disaccharid	a) Leber
2) Glykolyse	b) Stärke *(Amylose)*
3) Polysaccharid	c) Laktose *(Milchzucker)*
4) Ungesättigte Fettsäure	d) Pyruvat
5) Glukoneogenese	e) Linolsäure

Energiegewinnung in der Zelle

Aufgabe 9
MKK 1.8
BAP 2.8, Tab. 2.2, Abb. 2.15

Welche Aussagen über die Energiegewinnung in der Zelle sind richtig?

a) Die meisten menschlichen Zellen bevorzugen Cholesterin zur Energiegewinnung.
b) Der oxidative Abbau von Kohlenhydraten und Fetten zur Energiegewinnung wird als „Zellatmung" bezeichnet.
c) Acryl-Coenzym-A heißt das zentrale Molekül des Energiestoffwechsels.
d) Der Zitratzyklus findet in den Mitochondrien statt.
e) Adenosintriphosphat (ATP) dient als Energiespeichermolekül, das durch oxidative Phosphorylierung aus Adenosindiphosphat (ADP) entstehen kann.

Organische Verbindungen in der Ernährung

Aufgabe 10
MKK 1.8.2
BAP 2.8.2

Welche Aussagen zum Cholesterin treffen zu?

Cholesterin …

a) ist ein Baustein der Zellmembranen des menschlichen Körpers.
b) wird von Pflanzen produziert.
c) kann zur Gefäßverkalkung führen.
d) ist ein Vorläufer von bestimmten Hormonen.
e) ist ein Vorläufer von Gallensäuren.

Aufgabe 11
MKK 1.8.5, 1.9
BAP 2.8.3, Abb. 2.23

Die Schlüsselrolle von Enzymen und Coenzymen

Bitte ordnen Sie die folgenden Begriffe einander sinnvoll zu.

1) ATP (Adenosin-triphosphat)
2) Katabolismus
3) Enzym
4) Anabolismus
a) Energiespeicher
b) Energiegewinnung
c) Biokatalysator
d) Energiefreisetzung

Aufgabe 12
MKK 1.8.4
BAP 2.8.4, Abb. 2.24

Nukleinsäuren: Schlüssel zur Vererbung

Welche typischen Merkmale kennzeichnen die DNA?

a) Doppelstrang
b) Base Uracil
c) Zuckermolekül Desoxyribose
d) Einfacher Strang

Aufgabe 13
MKK 1.8.4
BAP 2.8.4, Abb. 2.24

Nukleinsäuren: Schlüssel zur Vererbung

Aus welchen Basen ist die DNA aufgebaut, und welche liegen sich gegenüber?

1) A.................... 2) ....m...
3) G................... 4) ....s....

2 Von der Zelle zum Organismus, Genetik und Evolution

Eigenschaften der lebendigen Materie

Aufgabe 1
MKK 2.1
BAP 1.1

Was zeichnet Lebewesen grundsätzlich im Vergleich mit nicht lebenden Strukturen aus?

a) Aufbau aus einer oder vielen Zellen
b) Stoffwechselfunktionen
c) Selbstständige Vermehrung
d) Fähigkeit zu denken

Organsysteme

Aufgabe 2
MKK Tab. 2.1
BAP Tab. 1.1

Nennen Sie zu den drei folgenden Funktionen das zugehörige Organsystem.

1) Abtransport von Kohlendioxid ....
2) Blutzirkulation ....
3) Regulation des Flüssigkeits- und Elektrolythaushalts ....

Zellstrukturen und -organellen

Aufgabe 3
MKK Abb. 2.2
BAP 3.3, Abb. 3.4

Bitte beschriften Sie die Abbildung mit den folgenden Begriffen.

a) Zellkern
b) Mitochondrium
c) Endoplasmatisches Retikulum mit Ribosomen
d) Golgi-Apparat
e) Nukleolus
f) Kontaktstelle zur Nachbarzelle

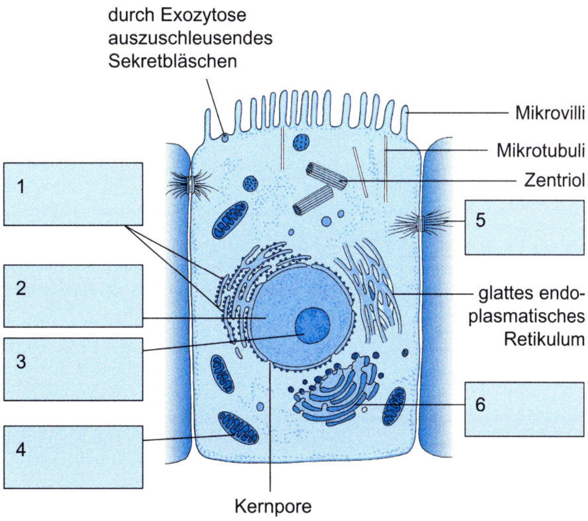

Aufgabe 4 Funktion der Zellorganellen

MKK 2.5
BAP 3.3

Bitte ordnen Sie die Zellorganellen ihren Funktionen zu.

1) Zellkern
2) Golgi-Apparat
3) Mitochondrien
4) Endoplasmatisches Retikulum
a) Kraftwerk der Zelle
b) Stoff- und Flüssigkeitstransport
c) Exozytose
d) Genetische Information

Aufgabe 5 Zellorganellen

MKK 2.5
BAP 3.3

Bitte ergänzen Sie den folgenden Text.

Die Zellorganellen regeln den St........w........ der Zelle. Sie können für den Aufbau eines Stoffes, für Aus.........g und Sp.........rung zuständig sein. Die M................. sind die „Kraftwerke“ der Zelle. Viele Zellen bilden ein G............ Das Gewebe bildet das O........ Der menschliche Körper beherbergt verschiedene O..........s..........

Aufgabe 6 Transportprozesse

MKK 2.7
BAP 3.2, 3.5

Bitte vervollständigen Sie die Sätze.

Die D............ findet entlang eines K..................g......... statt. Im Körper findet sie z. B. zwischen Kap...........wand und Gewebe statt. Der Lösungsmitteltransport durch eine s..................... Membran wird als O............ bezeichnet. Das Lösungsmittel ist im menschlichen Körper immer W............... Ein weiterer Transportprozess ist die F..............
Die beschriebenen p................ Transportprozesse benötigen .... Energie. Aktive Transportprozesse werden von Carrier-P............. ausgeführt. Sie verbrauchen Energie aus dem Z......st................ Dabei werden Moleküle aktiv gegen ein Kon.................ge............ durch eine Membran gepumpt.

Osmose

Aufgabe 7
MKK 2.7.5
BAP 3.5.5

In der linken Kammer befinden sich die gelösten Teilchen in höherer Konzentration als in der rechten Kammer. Die beiden Kammern sind durch eine semipermeable Membran getrennt, die nur für Lösungsmittelmoleküle durchlässig ist. Bitte zeichnen Sie mit Pfeilen ein, in welche Richtung ein Transportprozess stattfindet und wie die Verteilung nach erfolgtem Konzentrationsausgleich aussieht.

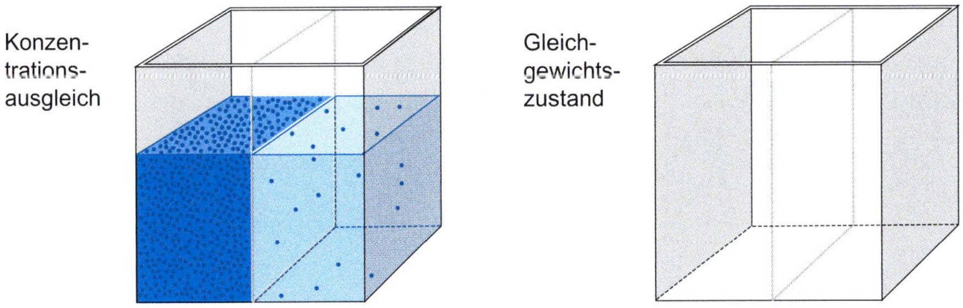

Hauptfunktion der Zellen

Aufgabe 8
MKK 2.11
BAP 3.6

Bitte ergänzen Sie die Lücken im Text.

Die Pr..........bio.........se ist eine der Hauptfunktionen der menschlichen Zelle. Der erste Schritt der Übertragung von genetischer Information vom Zellkern ins Zytoplasma ist die Tr.......k.......tion. Dabei wird die m.....s........er-R..... an der Kern-DNA gebildet. Drei Basen codieren eine A..........säure. Bei der Tr.....l......ion fügen sich drei Basen der mRNA und drei Basen eines t-RNA-Moleküls zusammen. Die an der t-RNA hängenden Aminosäuren bilden eine Pr.....t.....kette. Die Translation findet an den R....b......men statt. Ein aus vielen Basentripletts bestehender Abschnitt auf der DNA, der den Code für die Bildung eines bestimmten Proteins enthält, ist ein G.......

Aufgabe 9 Regelkreis

MKK 2.9, Abb. 2.20
BAP 1.3, Abb. 1.2

Bitte tragen Sie die unten stehenden Begriffe in das Schema ein.

Regler	Nervenimpulse ändern die Gefäßweite, stimulieren bzw. drosseln die Herzarbeit
Messfühler	Soll-Blutdruck
Istwert	Gehirn (Kreislaufzentrum)
Regelgröße	Impulse über Nerven an das Gehirn geleitet
Stellglied ändert Regelgröße	Blutdruck in Arteriolen und anderen Gefäßen
Sollwert	Pressorezeptoren, z. B. in den Arterien

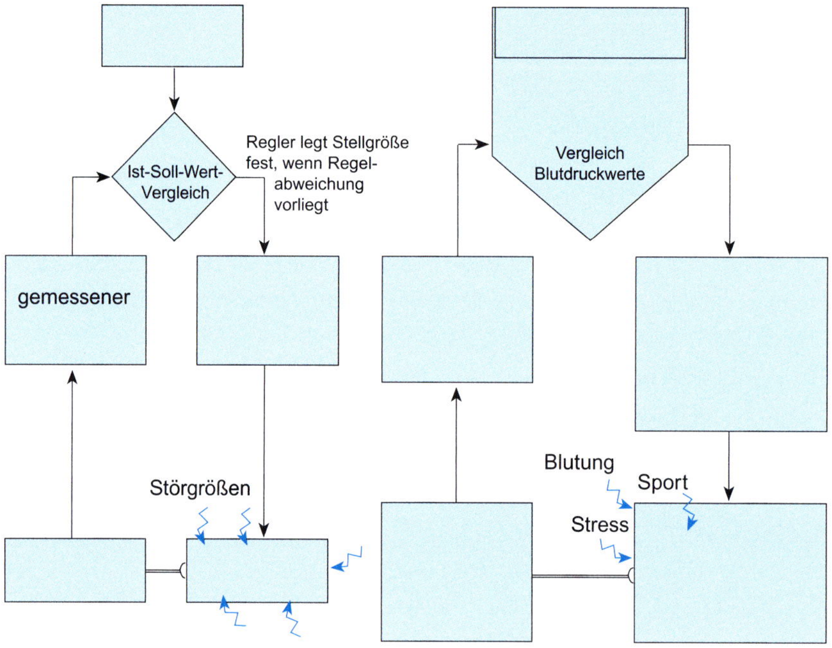

Mitose und Meiose

Aufgabe 10
MKK 2.12
BAP 3.7

Die Mitose ist die Zellteilung bei Wachstum und Zellersatz. Die Meiose ist die Zellteilung zur Weitergabe der Erbinformation.

Bitte ordnen Sie den beiden Vorgängen die zugehörigen charakteristischen Begriffe zu.

a) Metaphase
b) Spermien
c) DNA-Verdopplung
d) Anaphase
e) Eizelle
f) Telophase
g) Polkörperchen
h) Interphase
i) Reifeteilung

1) Mitose
2) Meiose

Vererbungslehre / Mendel-Gesetze

Aufgabe 11
MKK 2.13
BAP 3.7, 4.3

Bitte ordnen Sie richtig zu:

1) 1. Mendel-Gesetz
2) 2. Mendel-Gesetz
3) 3. Mendel-Gesetz

a) Aufspaltungsregel (1:2:1)
b) Uniformitätsregel
c) Unabhängigkeitsregel (beliebig viele Merkmalskombinationen, da die Gene für die Ausprägung eines Merkmals auf unterschiedlichen Chromosomen liegen)

Aufgabe 12 Erbgänge und Ausprägungstypen

MKK 2.13
BAP 3.7, 4.3

Kreuzworträtsel

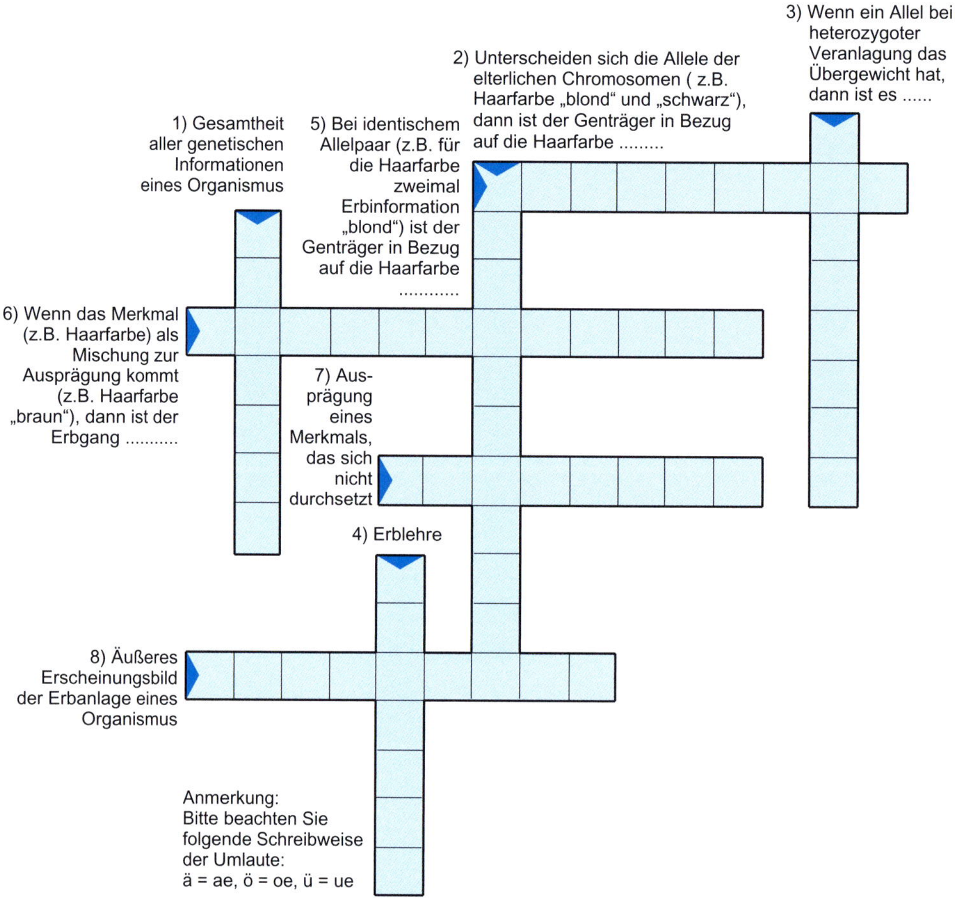

Aufgabe 13 Evolution

MKK 2.15.2
BAP 4.7.2

Wie heißen die drei Grundphänomene der Evolution?

a) Animation
b) Mutation
c) Selektion
d) Perfektion
e) Isolation

Stammzellen

Aufgabe 14
MKK 2.16
BAP 3.1, 12.1.3

Bitte prüfen Sie folgende Aussagen. Welche trifft nicht zu?

a) Stammzellen sind unbegrenzt teilungsfähig und undifferenziert.
b) Totipotente Stammzellen können sich zu einem kompletten Lebewesen entwickeln, pluripotente Stammzellen können sich zu allen Zellsorten eines Organismus differenzieren, nicht aber zu einem vollständigen Organismus heranreifen.
c) Durch therapeutisches Klonen gewonnene Stammzellen verlieren durch einen speziellen „Löschungsprozess" die genetischen und antigenen Eigenschaften des Zellkernspenders.
d) Im Nabelschnurblut von Neugeborenen sind direkt nach der Geburt große Mengen von Stammzellen vorhanden, die durch sterile Punktion aufgefangen und anschließend konserviert werden können.

Epigenetik

Aufgabe 15
MKK 2.14
BAP 4.5

Bitte füllen Sie die Lücken im Text aus.

Die Epigenetik versucht zu erklären, warum m.......isch oder ....otisch vererbbare Veränderungen der Genfunktion nicht allein durch Veränderungen der ....-Sequenz zustande kommen. Ein sehr bedeutsamer epigenetischer Mechanismus ist die M.......ierung der DNA. Durch sie werden die einzelnen G....... nachhaltig an- oder abgeschaltet. Dieser Vorgang scheint häufig mit dafür verantwortlich zu sein, dass T.......en entstehen. Ein weiterer epigenetischer Mechanismus betrifft die Verpackungsproteine der DNA, die H.......t......., deren r.......ml....... St.......r sich ändert, indem Methyl- und Azetylgruppen an bestimmten Stellen der Histone andocken. Beiden beschriebenen Mechanismen ist gemeinsam, dass sie die zur Tra.......ion notwendigen E.......y....... daran hindern, an die DNA heranzukommen.

3 Gesundheit und Krankheit

Aufgabe 1 Äußere und innere Krankheitsursachen

MKK 3.2, Abb. 3.4

Bitte ordnen Sie zu:

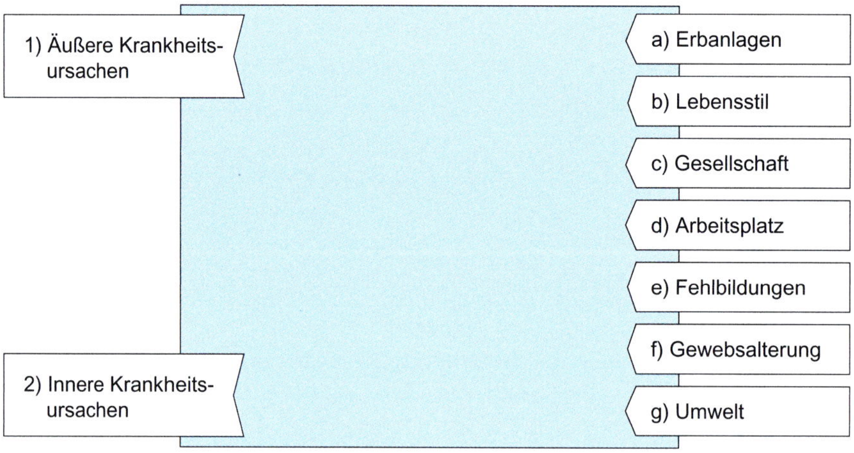
1) Äußere Krankheits-ursachen
2) Innere Krankheits-ursachen
a) Erbanlagen
b) Lebensstil
c) Gesellschaft
d) Arbeitsplatz
e) Fehlbildungen
f) Gewebsalterung
g) Umwelt

Aufgabe 2 Umweltmedizin

MKK 3.2.1

Umweltbedingungen können krank machen. Wichtige Faktoren finden sich im folgenden Silbenrätsel. Ordnen Sie bitte jeweils zwei Faktoren zu.

ae – al – bak – be – che – de – en – fein – form – ga – haus – hyd – ien – ka – kehr – ko – le – li – ma – mi – nen – ni – o – ro – schi – se – ßen – stäu – stra – so – ter – tin – treib – ver – zon

1) Belasten die Außenluft
a)
b)

2) Belasten die Innenraumluft
a)
b)

3) Belasten das Trinkwasser
a)
b)

4) Lärmbelastung durch
a)
b)

5) Tragen zum Klimawandel bei
a)
b)

Zell- und Gewebsschäden

Aufgabe 3
MKK 3.4

Kreuzworträtsel

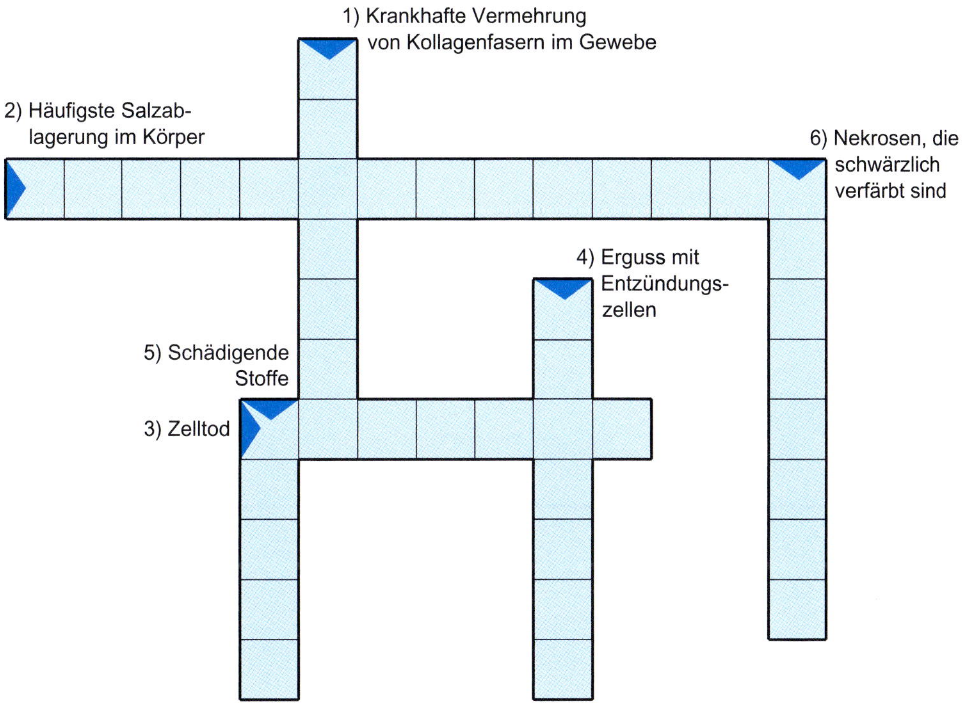

Genetisch bedingte Krankheiten und Humangenetik

Aufgabe 4
MKK 3.2.2
BAP 4.6

Welche Aussagen sind richtig?

a) Während der 2. Reifeteilung werden die 23 Chromosomenpaare des Menschen nach dem Zufallsprinzip getrennt.
b) Der Verlust oder Zugewinn eines Chromosomenabschnitts wird als numerische Chromosomenaberration bezeichnet.
c) Die spontanen oder durch schädigende Einflüsse verursachten Änderungen des Erbguts werden als Mutation bezeichnet.
d) Eine strukturelle Chromosomenaberration entsteht durch Verringerung oder Erhöhung der Chromosomenzahl.
e) Ein dominantes Allel überdeckt die Wirkung eines rezessiven Allels.

Aufgabe 5 Die Entzündung

MKK Abb. 3.10
BAP 13.4

Welche fünf Kardinalsymptome der Entzündung stellt die Karikatur dar?

a) .... b) .... c) ....
d) .... e) ....

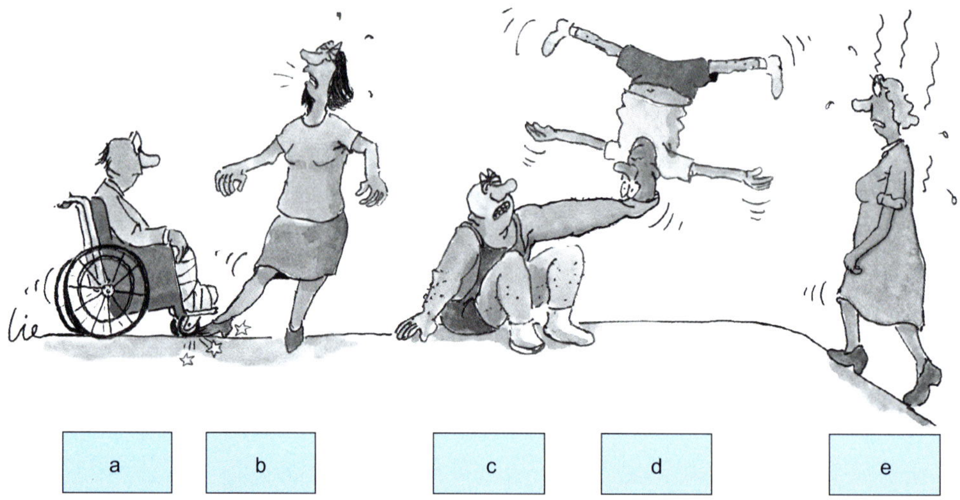

Aufgabe 6 Entartete Gewebe: Tumoren

MKK Abb. 3.13

Es gibt gutartige und bösartige Tumoren. Bitte charakterisieren Sie die Tumoren anhand der folgenden Eigenschaften, indem Sie die Buchstaben den entsprechenden Kästchen der Abbildung zuordnen.

a) Kapsel
b) Unscharfe Begrenzung
c) Bricht nicht in Gefäße ein
d) Bricht in Gefäße ein
e) Expansiv-verdrängendes Wachstum
f) Invasiv-zerstörendes Wachstum
g) Metastasierung
h) Keine Metastasen

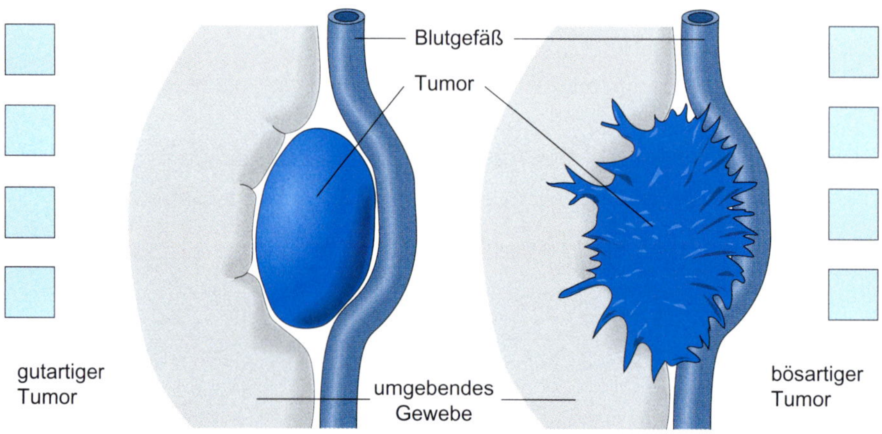

Therapie bösartiger Tumoren

Aufgabe 7
MKK 3.7.6

Silbenrätsel. Wie kann man gegen bösartige Tumoren vorgehen?

be – che – ent – fah – fer – hand – heil – hor – im – len – lung – mo – mon – mor – mun – na – nung – pie – pie – pie – ra – ra – ra – ren – strah – the – the – the – tu – tur – ver

a) Chirurgisches Vorgehen gegen den Tumor ....
b) Anwendung von Elektronen, Neutronen, Protonen oder Radionukliden zur Zerstörung des Tumors ....
c) Therapie mit Zytostatika ....
d) Anwendung von Stoffen, die den körpereigenen Drüsensekreten ähnlich sind ....
e) Stärkung der körpereigenen Abwehr gegen den Tumor ....
f) Anwendung von Mistelextrakt oder anderen pflanzlichen Produkten ....

Krankheitsverläufe

Aufgabe 8
MKK Abb. 3.17

Die folgenden Kurven sollen unterschiedliche Krankheitsverläufe darstellen. Bitte beschriften Sie die Leerkästchen in der Abbildung mit den Buchstaben.

a) Perakut (rasch zum Tode führend)
b) Chronisch progredient (fortschreitend, führt nach Jahren zum Tode)
c) Chronisch kontinuierlich
d) Chronisch rezidivierend
e) Akut
f) Inapparent (unbemerkt)
g) Rückfall (Rezidiv) nach längerer Zeit
h) Akut mit Defektheilung

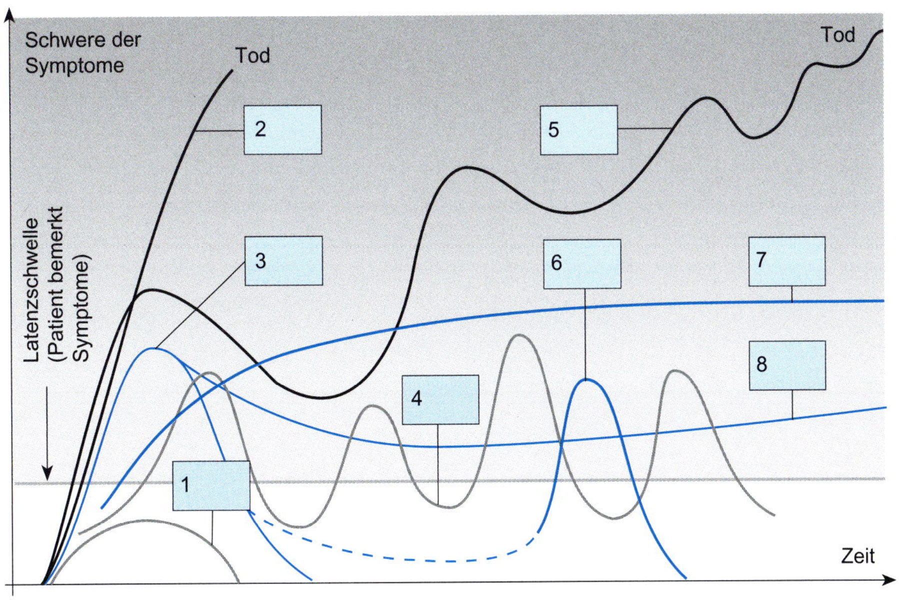

Aufgabe 9
MKK 3.10, Abb. 3.18

Der Mensch als Patient

Wird ein Mensch krank, so wird er auch zum Patienten. Diese (nicht selten plötzlich) veränderte Situation führt zu Ängsten, außerdem aber zum Erleben von Krankheitsgewinnen. Fühlen Sie sich in die Situation eines Patienten ein und schreiben Sie bitte mindestens fünf mögliche Ängste sowie drei mögliche Krankheitsgewinne in die Kästen in der Abbildung.

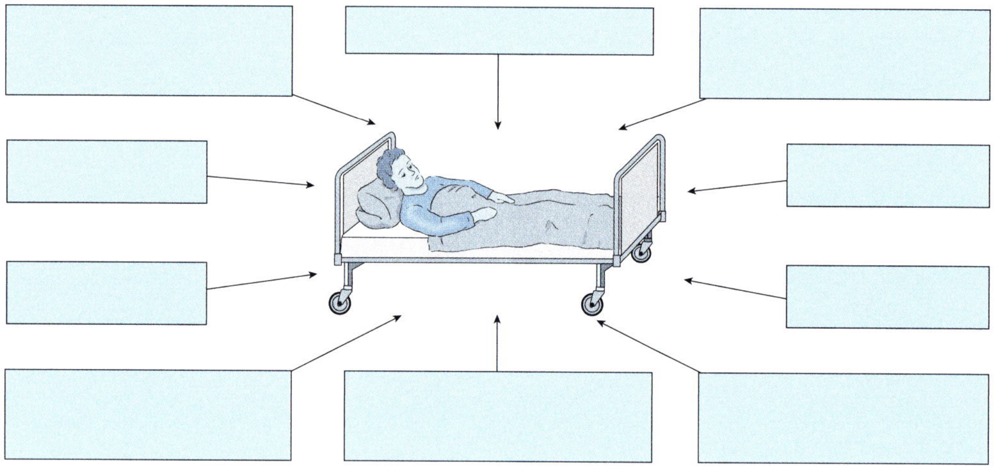

Aufgabe 10
MKK 3.11.1

Null-Linie im EEG

Wesentlicher Anhaltspunkt für den Hirntod ist eine Null-Linie im EEG über mindestens …

a) 10 Minuten   b) 30 Minuten   c) 60 Minuten

Aufgabe 11
MKK 3.1.2

Homöostase

Bitte vervollständigen Sie die Lücken im Text.

Die Homöostase ist ein wichtiger Aspekt der G.......heit. Sie ist ein ständig ablaufender Prozess zur Aufrechterhaltung von Glei.......zuständen im Körper. Auf der Ebene der Gewebe bedeutet dies einen fortlaufenden Auf- und ....au von Gewebselementen — ein Prozess, der sich ständig zwischen Strukturzunahme (Hyp.......tro.......) und Strukturabnahme (....... ro.......ie) bewegt. Für das biochemische Milieu des Organismus bedeutet Homöostase die Ko.......z messbarer Größen wie K.......peratur, pH-...... oder B.......erkonzentration. Ein weiterer Bereich sind auch die psycho-physiologischen Grundbedürfnisse. Diese schließen einen ausgeglichenen Schlaf-.......-.......mus sowie das Gleichgewicht zwischen sozialer Gemeinschaft und Zu.......ge.......heit ein.

4 Gewebe des Körpers

Gewebearten

Aufgabe 1
MKK 4.1
BAP 5.1

Es gibt vier unterschiedliche Gewebegruppen. Bitte ergänzen Sie:

a) E...........gewebe
b) B...........- und Stützgewebe
c) M...........gewebe
d) N...........gewebe

Epithelgewebe

Aufgabe 2
MKK 4.2
BAP 5.2

Nicht alle Organe sind mit dem gleichen Epithel bedeckt bzw. ausgekleidet.

Bitte ordnen Sie die unterschiedlichen Epithelien den entsprechenden Organen zu.

1) Flimmerepithel
2) Plattenepithel
3) Übergangsepithel

a) Harnblase
b) Nase
c) Hautoberfläche

Binde- und Stützgewebe

Aufgabe 3
MKK 4.3
BAP 5.3

Bitte ordnen Sie zu:

1) Bindegewebe
2) Stützgewebe

a) Knochen
b) Fett
c) Stroma
d) Knorpel

Aufgabe 4 Knorpel

MKK 4.3.5
BAP 5.3.6

Bitte ergänzen Sie den folgenden Absatz.

Knorpelgewebe ist besonders druckfest, weil die Ch..........zyten von viel fester ....sub........ umgeben sind. Knorpel zählt zu den bradytrophen Geweben mit niedriger St..................ak..........t, da er nicht durchblutet wird. Hy......... Knorpel überzieht Gelenkflächen, e.....st.......er Knorpel bildet das „Gerüst" der Ohrmuschel. Bandscheiben bestehen aus F.........knorpel.

Aufgabe 5 Muskelgewebe / Herzmuskulatur

MKK 4.4.3
BAP 5.4.2

Welche Aussagen zur Herzmuskulatur treffen zu?

a) Die Herzmuskulatur ist dem Willen unterworfen.
b) Sie ist eine Sonderform der quergestreiften Muskulatur, zeigt aber auch Merkmale der glatten Muskulatur.
c) Die Zellen der Herzmuskulatur bilden ein Flechtwerk, das die elektrische Erregungsleitung im Herzgewebe fördert.

Aufgabe 6 Nervengewebe

MKK 4.5
BAP 5.5

Bitte ordnen Sie die folgenden Begriffe einander sinnvoll zu.

1) Neuron
2) Axon
3) Synapse
4) Neuroglia

a) Nervenhüllgewebe
b) Kontaktstelle zwischen zwei Nervenzellen
c) Nervenzelle
d) Leitet Information von der Nervenzelle weg

Aufgabe 7 Muskelgewebe / glatte Muskulatur

MKK 4.4.1
BAP 5.4.3

Wo befindet sich glatte Muskulatur?

a) Darm
b) Uterus
c) M. biceps
d) Harnblase

Muskelgewebe / quergestreifte Muskulatur

Aufgabe 8
MKK 4.4.2
BAP 5.4.1

Wo befindet sich quergestreifte Muskulatur?

a) Dünndarm
b) Armmuskulatur
c) Beinmuskulatur
d) Rückenmuskeln
e) Zwerchfell

Aufbau des Lamellenknochens

Aufgabe 9
MKK Abb. 4.9
BAP Abb. 6.2

Bitte ordnen Sie der Abbildung die folgenden Begriffe zu.

a) Periost
b) Kortikalis
c) Spongiosa
d) Trabekel
e) Markraum

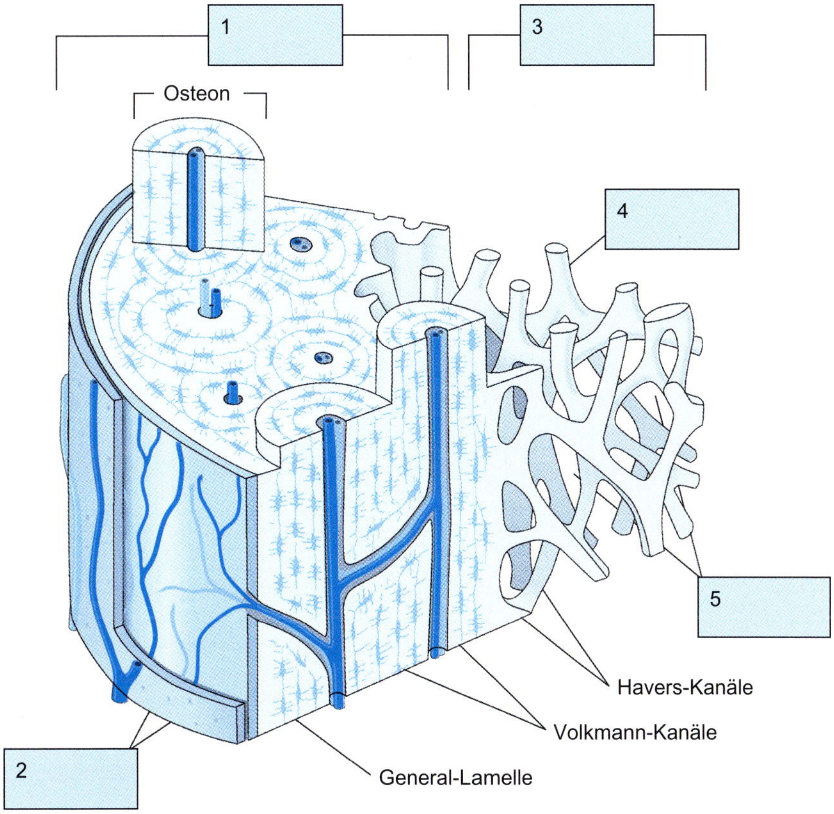

Aufgabe 10
MKK 4.6.2

Wundheilung

Bitte prüfen Sie folgende Aussagen zur Regeneration verletzten Gewebes. Welche sind falsch?

a) Wichtige Vorbedingungen für eine primäre Wundheilung sind eine gute Durchblutung, Keimarmut der Wunde und möglichst glatte und gut aneinanderliegende Wundränder.
b) Sekundäre Wundheilung führt immer zu Narbenkeloiden.
c) Im Laufe der Proliferationsphase verklebt die Wunde durch Blut und mittels der Gerinnungsvorgänge.
d) Die Reparationsphase zeichnet sich durch die Bildung einer Narbe aus faserreichem Bindegewebe aus.
e) Während der Exsudationsphase wird nekrotisches Gewebe von Fress- und Abwehrzellen abgebaut.

Aufgabe 11
MKK 4.3.8

Rheumatische Erkrankungen

Rheumatische Erkrankungen gleichen sich darin, dass sie zu Entzündungen von Binde- und Stützgewebe des Bewegungsapparates führen. Bitte ordnen Sie gemäß der Unterscheidung der deutschen Gesellschaft für Rheumatologie zu:

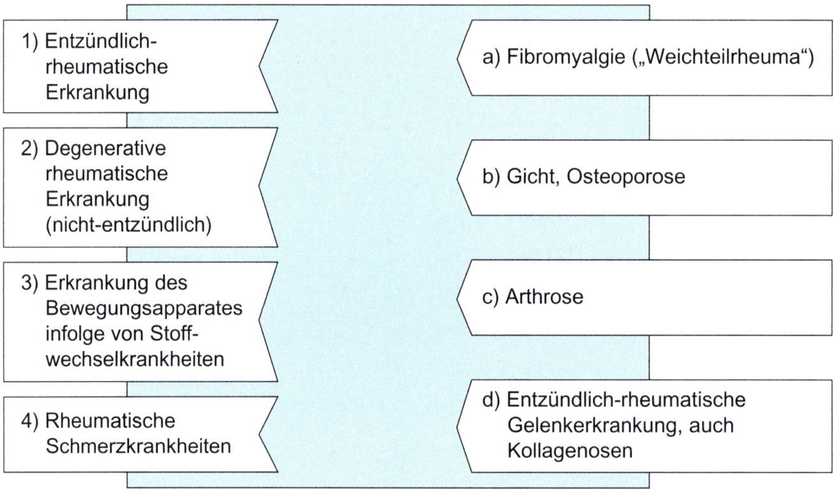

5 Knochen, Gelenke, Muskeln

Knochentypen und -formen

Aufgabe 1
MKK 5.1.2
BAP 6.1.1

Die Knochen des Skeletts werden entsprechend ihrer Form und Funktion in Knochentypen eingeteilt. Bitte ordnen Sie den nachfolgend aufgeführten Knochentypen je ein Beispiel zu.

1) Röhrenknochen
2) Kurze Knochen
3) Platte Knochen
a) Handwurzelknochen
b) Brustbein
c) Oberarmknochen

Der Röhrenknochen

Aufgabe 2
MKK Abb. 5.1
BAP Abb. 6.1

Bitte beschriften Sie die Abbildung mithilfe der folgenden Begriffe.

a) Metaphyse
b) Distale Epiphyse
c) Proximale Epiphyse
d) Knochenmarkhöhle
e) Gelenkknorpel
f) Spongiosa
g) Kompakta

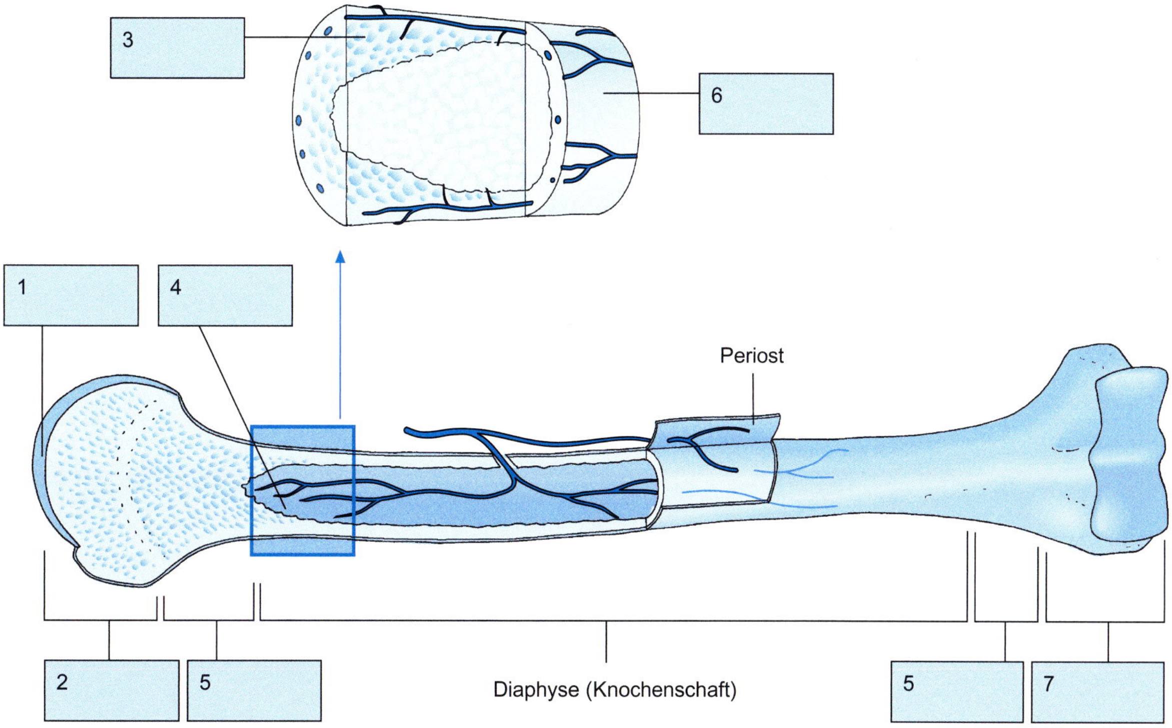

Aufgabe 3 Knochenaufbau

MKK 5.1.3
BAP 6.1.2

Welche Aussagen zum Aufbau des Knochens sind richtig?

a) Außerhalb der Gelenkflächen ist der Knochen von Knorpel umgeben.
b) Das Periost (Knochenhaut) enthält keine Nerven und ist nicht schmerzempfindlich.
c) Die Außenschicht des Knochens (Kortikalis) ist aus dichtem und sehr belastbarem Knochengewebe aufgebaut, während die zarten Knochenbälkchen der Spongiosa im Inneren des Knochens Platz lassen für das blutbildende Knochenmark.
d) Bei den Röhrenknochen ist die Kortikalis im Bereich der Diaphyse (Schaftanteil) relativ breit und wird dort Kompakta genannt.
e) Die Knochenbälkchen der Spongiosa sind genau in den Richtungen der Hauptbelastungsachsen des Knochens angeordnet.

Aufgabe 4 Gipsverband

MKK Abb. 5.8

Wo sind folgende Elemente des Gipsverbandes auf dem Bild zu sehen?

a) Hautschutz
b) Krepppapier
c) Longuette
d) Watte
e) Gipsbinde

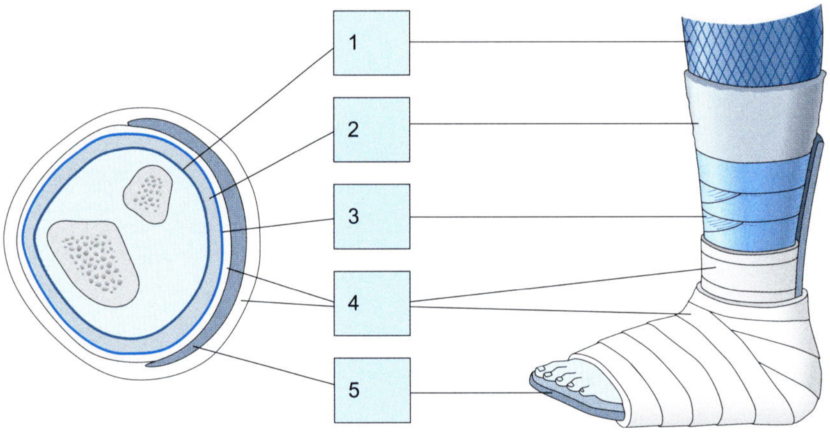

Gelenkformen

Aufgabe 5
MKK Abb. 5.12
BAP Abb. 6.10

Wie heißen die abgebildeten Gelenke? Wählen Sie die drei richtigen Bezeichnungen aus.

a) Kugelgelenk b) Eigelenk c) Sattelgelenk
d) Scharniergelenk e) Zapfengelenk

1	2	3

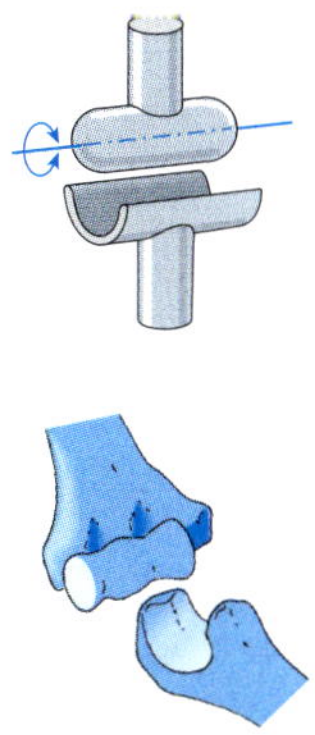

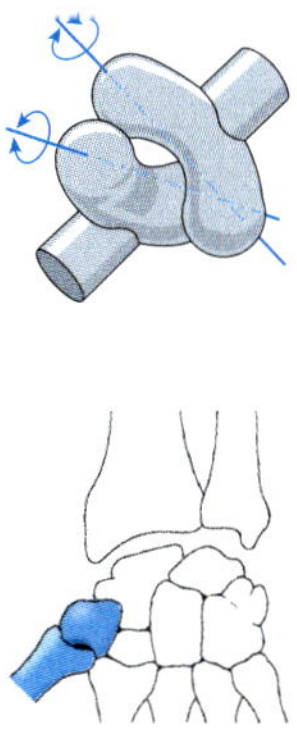

Beispiel: Daumenwurzelgelenk

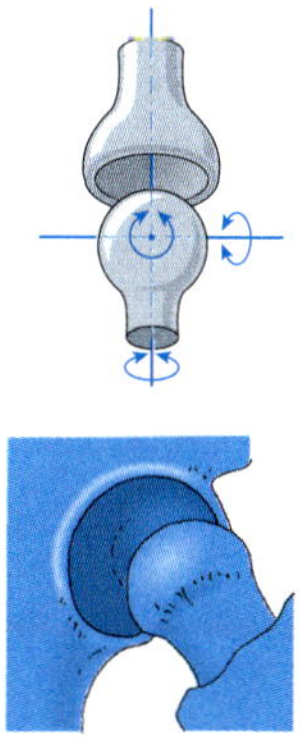

Beispiel: Hüftgelenk

Gelenkformen

Aufgabe 6
MKK 5.2.3
BAP 6.2.3

Ordnen Sie bitte die folgenden Körpergelenke den richtigen Typen zu.

1) Radio-Ulnar-Gelenk	a) Eigelenk
2) Proximales Handgelenk	b) Zapfengelenk
3) Schultergelenk	c) Scharniergelenk
4) Zeigefingergelenk	d) Kugelgelenk

Aufgabe 7
MKK 5.2.5
BAP 6.2.2

Luxation und Distorsion

Häufige Gelenkverletzungen sind Luxation und Distorsion. Prüfen Sie bitte die folgenden Aussagen und entscheiden Sie, welche nicht korrekt sind.

a) Ein alternativer Begriff für Luxation ist Dislokation. Es handelt sich dabei um eine vollständige Auskugelung des betroffenen Gelenks.
b) Die durch eine Luxation entstandene Dysfunktion des Gelenks muss immer operativ behoben werden.
c) Zerrungen und Überdehnungen von Bändern, wie es z. B. beim Umknicken des Fußes nach innen geschieht, werden als Distorsion bezeichnet.
d) Die geeignete Behandlung der Distorsion ist die Reposition.

Aufgabe 8
MKK 5.3.5,
Abb. 5.16
BAP 6.3.5, Abb. 6.14

Die Kontraktion des Skelettmuskels

Nutzen Sie Ihr Wissen über Nervenleitung und Skelettmuskel, um den folgenden Text zu ergänzen.

Im Gegensatz zu den anderen Muskelarten benötigt der Skelettmuskel einen Reiz von einer ....zelle (Moto.................n), um sich kontrahieren zu können. Die Erregungsübertragung vom Motoneuron zur Muskelfaser findet an der mo............. E...........tte statt; der Überträgerstoff ist das A...........cholin. Die Erregung bewirkt, dass Ak............- und My........f ....mente unter Energieverbrauch ineinandergleiten und so den Muskel kont...........ren. Unmittelbar nach einem Nervenreiz befindet sich der Muskel in einer kurzen Schutzpause, der Ref.............periode, die eine Übererregung des Skelettmuskels vermeiden soll.

Aufgabe 9
MKK 5.3
BAP 6.3

Die Muskulatur

Silbenrätsel

a – a – bauch – bin – cho – er – gi – glo – go – kel – lin – mo – mus – myo – neu – nist – ron – sprung – sten – syn – tyl – to – ur – ze

a) Muskel, der eine bestimmte Bewegung ausführt (Spieler) ....
b) „Anfang“ des Muskels (kranial bzw. proximal befestigter Teil) ....
c) Fleischiger mittlerer Teil des Muskels ....
d) Muskeln, die sich gegenseitig unterstützen ....
e) Sauerstoffträger im Muskel ....
f) Besonderer Typ einer Nervenzelle im Muskel ....
g) Chemischer Überträgerstoff (Neurotransmitter) im Muskel ....

Unterschiedliche Muskelgewebe

Aufgabe 10
MKK 5.3
BAP 6.3

Bitte ordnen Sie die Muskelgewebe den zugehörigen Kontraktionsformen zu.

1) Herzmuskelgewebe
2) Glatte Muskulatur
3) Quergestreifte Muskulatur

a) Unwillkürliche peristaltische Kontraktion
b) Willkürliche isometrische und isotonische Kontraktion
c) Unwillkürliche kontinuierliche rhythmische Kontraktion

Energiestoffwechsel des Muskels

Aufgabe 11
MKK 5.3.6
BAP 6.3.5

Muskelarbeit benötigt viel Energie. Wie der Muskel sich diese verschafft, ist leider komplizierter als uns die Werbung für einen süßen Riegel glauben machen will. Welche der folgenden Aussagen über die energetische Versorgung der Muskulatur sind richtig?

a) ATP als Energielieferant unterstützt die Muskulatur über fünf bis sechs Minuten, dann greift die Muskelfaser auf Kreatinphosphat zurück.
b) Bei länger andauernder Muskelarbeit steht Glukose in Form von Glykogen zur Verfügung, das jedoch zunächst in der Glykogenolyse zu Glukose gespalten werden muss. Daraus entstehen im anaeroben Prozess der Glykolyse zwei mol ATP aus ein mol Glukose.
c) Im aeroben Zitratzyklus können fast 20-mal mehr ATP erzeugt werden als im anaeroben Prozess.
d) Der anaerobe Energiestoffwechsel erzeugt eine sogenannte Sauerstoffschuld, die durch verminderte Atmung nach Abschluss der Muskelarbeit ausgeglichen wird.
e) Durch Ausdauertraining der Muskulatur erhöht sich die Anzahl der Mitochondrien in der Muskelzelle, wodurch Glukose in gesteigertem Maße aerob abgebaut werden kann.

Krankhafte Muskelkontraktionen

Aufgabe 12
MKK 5.3.7

Bitte ordnen Sie zu:

1) Spasmus
2) Tremor
3) Faszikulieren

a) Plötzliche, unwillkürliche Kontraktion einer großen Muskelgruppe
b) Ungewollte, sichtbare kurze Zuckungen kleiner Muskelfaserbündel unter der Haut
c) Rhythmische, ungewollte Kontraktionen entgegengesetzt wirkender Muskelgruppen

Aufgabe 13
MKK 5.3.8

Muskelatrophie

Bitte ergänzen Sie den Text.

Als Muskelatrophie bezeichnet man das Sch................ von Muskelmasse. Dies kann bei bettlägerigen Patienten auftreten oder bei Patienten mit einem Gipsverband. In diesen beiden Fällen ist die Ursache die Inak............tät. Sie ist r...........ibel durch Muskeltraining. Irreversibel kann aber eine n........gene Muskelatrophie sein.

Aufgabe 14
MKK 5.4
BAP 6.1.2

Osteoporose

Bitte füllen Sie den Lückentext.

Bei alten oder längere Zeit bewegungseingeschränkten Menschen ist das G...................... zwischen Knochen............ und -abbau zugunsten der Osteo..........sten gestört. Der Knochen verliert K............m und wird brüchig; diesen Prozess nennt man Os............se.

Aufgabe 15
MKK 5.1.7, 12.5.8
BAP 6.1.7

Pflege bei Frakturen

Welche Aufgaben haben Pflegende bei der Betreuung von bettlägerigen Patienten mit einer Fraktur? Wozu dienen diese Maßnahmen?

Ordnen Sie zu:

1) Überwachung der Ruhigstellung des von der Fraktur betroffenen Körperteils
2) Bewegung des nicht von der Fraktur betroffenen Bewegungsapparates
3) Prüfung von Hauttemperatur, -farbe, Pulsen, Empfindungsvermögen distal der Fraktur
4) Sterile Wundpflege

a) Kreislauf des Patienten anregen und/oder einer Thrombose vorbeugen
b) Eindringen von Krankheitserregern verhindern
c) Anatomisch korrekte Stellung der Bruchenden erhalten
d) Warnhinweise auf einen zu engen oder unzureichend gepolsterten Gips erkennen, um Folgeschäden zu vermeiden

6 Bewegungsapparat

Richtungsbezeichnungen am Körper

Aufgabe 1
MKK Abb. 6.2
BAP hinterer Buchumschlag

Bitte ordnen Sie folgende Begriffe den entsprechenden Kästchen in der Abbildung zu.

a) kranial
b) kaudal
c) dexter
d) sinister
e) ventral
f) dorsal
g) medial
h) lateral
i) proximal
j) distal
k) anterior
l) posterior

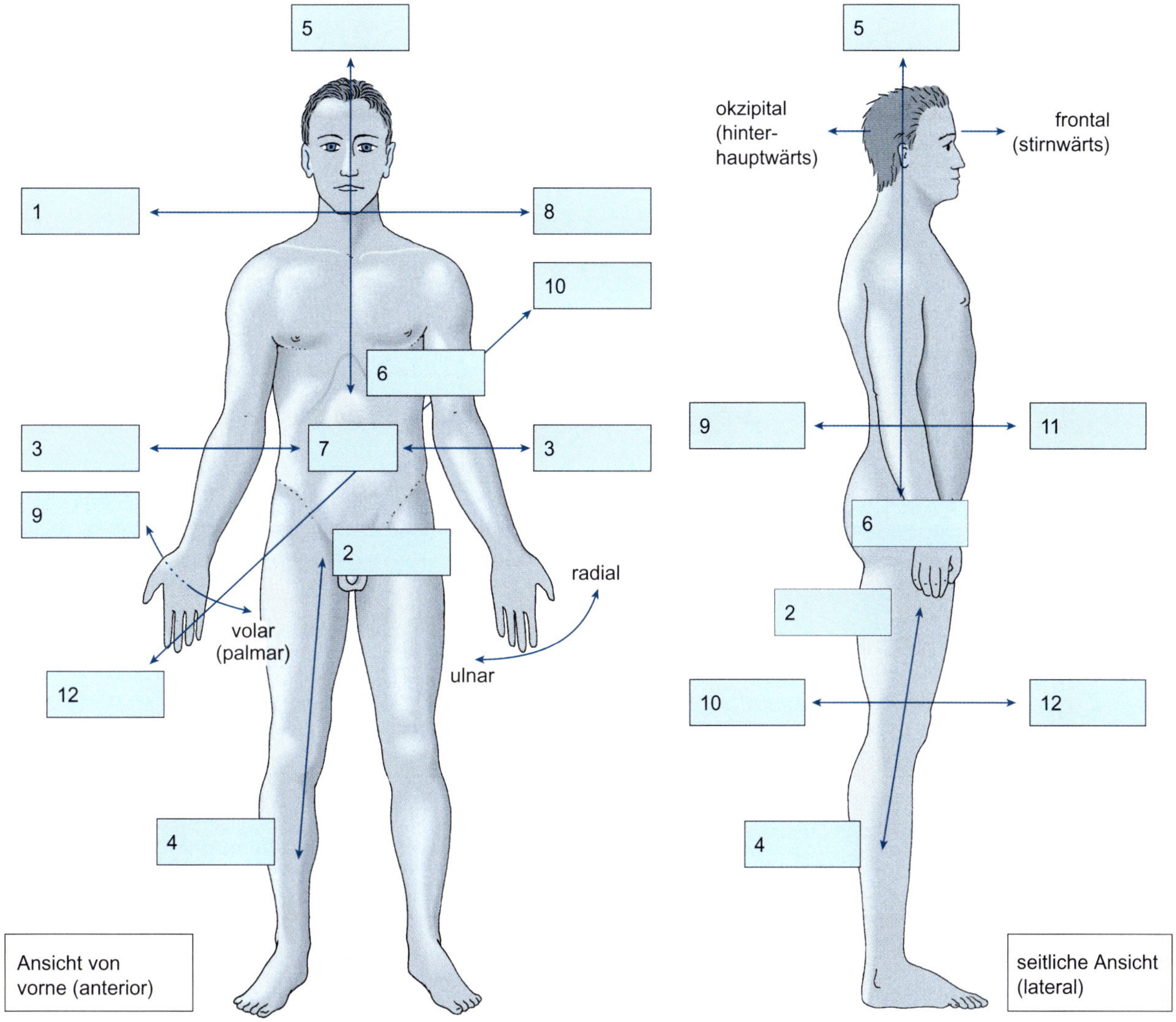

Aufgabe 2 Bewegungsmöglichkeiten der Extremitäten

MKK 6.1.1, Abb. 6.4, Abb. 6.42

Bitte ordnen Sie die folgenden Begriffe den auf der Abbildung dargestellten Bewegungsmöglichkeiten zu, indem Sie die Lösungsbuchstaben in die Kästchen eintragen (Mehrfachnennungen sind möglich).

a) Retroversion
b) Anteversion
c) Abduktion
d) Flexion
e) Pronation
f) Supination
g) Adduktion
h) Extension

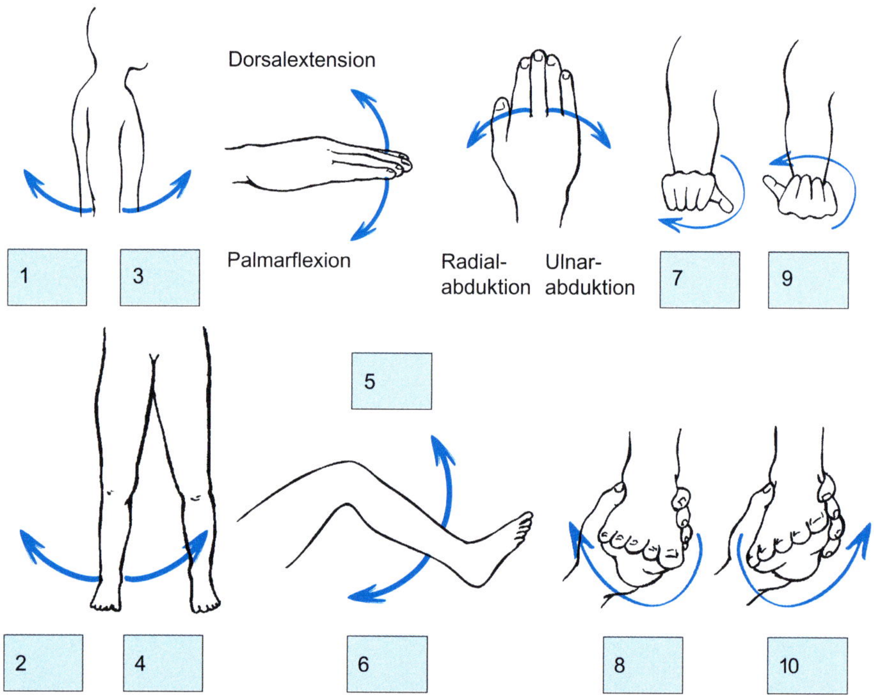

Aufgabe 3 Die mimische Muskulatur

MKK 6.2.7, 8.7.3, Abb. 6.16, Abb. 8.26
BAP 7.2.4, Abb. 7.7

Welcher Nerv „bewegt" die Gesichtsmuskeln?

a) Nervus (N.) maxillaris
b) N. trigeminus
c) N. oculomotorius
d) N. facialis
e) N. olfactorius

Die mimische Muskulatur und die Kaumuskulatur

Aufgabe 4
MKK 6.2.7–6.2.8, Tab. 6.1, Abb. 6.16
BAP 7.2.4–7.2.5, Abb. 7.7, Abb. 7.8

Bitte ordnen Sie zu:

1) Musculus (M.) masseter
2) M. orbicularis oris
3) M. orbicularis oculi

a) Schließt das Auge
b) Hebt den Unterkiefer, Mahlbewegungen
c) Formt die Lippen beim Sprechen

Die Schädelnähte

Aufgabe 5
MKK Abb. 6.12
BAP 7.2.2, Abb. 7.4, Abb. 7.6

Bitte beschriften Sie die Abbildung mithilfe der folgenden Begriffe.

a) Stirnbein (re. u. li.)
b) Scheitelbein (re. u. li.)
c) Hinterhauptbein
d) Kranznaht
e) Lambdanaht
f) Pfeilnaht
g) Stirnfontanelle
h) Hinterhauptsfontanelle
i) Stirnnaht

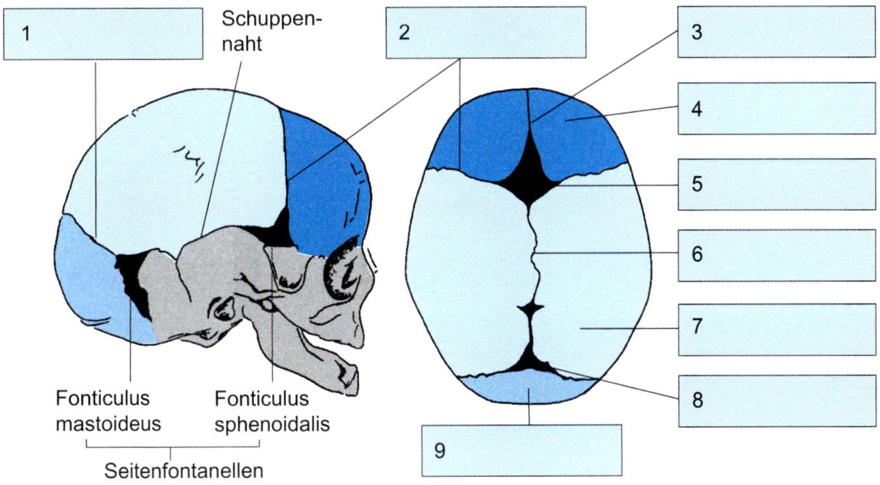

Die Halswirbelsäule

Aufgabe 6
MKK 6.3.1–6.3.3
BAP 7.3.1–7.3.3, Abb. 7.10

Prüfen Sie die Aussagen. Welche ist falsch?

a) Die Halswirbelsäule hat sieben Wirbel.
b) Die besondere Konstruktion des ersten Halswirbels (Atlas) erlaubt die Drehbewegung des Kopfes.
c) Der zweite Halswirbel (Axis) erlaubt die Drehbewegung des Kopfes.
d) Der siebte Halswirbel springt am weitesten rückwärts vor und lässt sich gut durch die Haut tasten.

Aufgabe 7
MKK 6.3.1, Abb. 6.20, Abb. 6.21
BAP 7.3.1, Abb. 7.9

Halsmuskulatur

Welcher Muskel verbindet Kopf und Brust und ermöglicht Drehung und Vorbeugung des Kopfes?

a) M. scalenus anterior
b) Platysma
c) M. sternocleidomastoideus
d) M. longus colli

Aufgabe 8
MKK Abb. 6.15, Abb. 16.4
BAP Abb. 16.5

Zungenbein und Kehlkopf

Bitte beschriften Sie die Abbildung mit folgenden Begriffen.

a) Zungenbein
b) Ringknorpel
c) Kehldeckel (Epiglottis)
d) Stellknorpel
e) Schildknorpel
f) Luftröhre
g) Stimmbänder

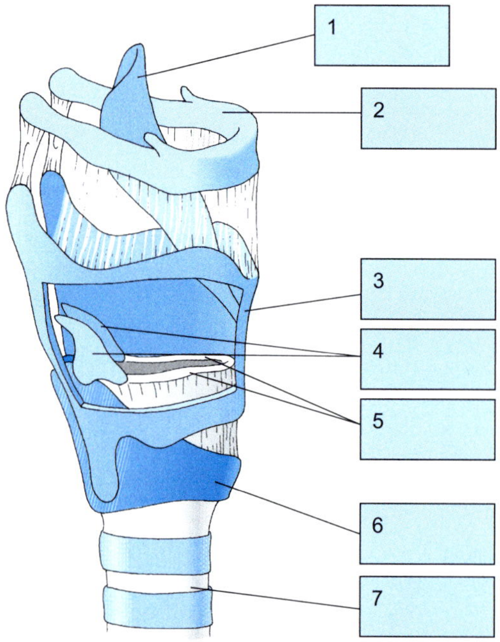

Aufgabe 9
MKK 6.3.2, 6.3.3
BAP 7.3.2, 7.3.3
Abb. 7.10

Die Wirbelsäule

Die Wirbelsäule hat 24 freie Wirbelkörper. Bitte teilen Sie den einzelnen Abschnitten der Wirbelsäule die richtige Anzahl Wirbel zu und ergänzen Sie den Text.

a) Halswirbelsäule (HWS): .... Wirbel
b) Brustwirbelsäule (BWS): .... Wirbel
c) Lendenwirbelsäule (LWS): .... Wirbel

Nach kaudal schließen sich noch einige verknöcherte bzw. verkümmerte Wirbel an. Das K............bein wird von fünf S................wirbeln gebildet, die zu einem kompakten Knochen verschmolzen sind. Etwa vier verkümmerte St...........wirbel bilden das St...........bein.

Aufbau der Wirbelsäule

Aufgabe 10
MKK Abb. 6.22
BAP Abb. 7.10

Bitte benennen Sie die Abschnitte und Krümmungen der Wirbelsäule.

a) Kyphose (zweimal)
b) Lordose (zweimal)
c) BWS
d) LWS
e) HWS
f) Kreuzbein

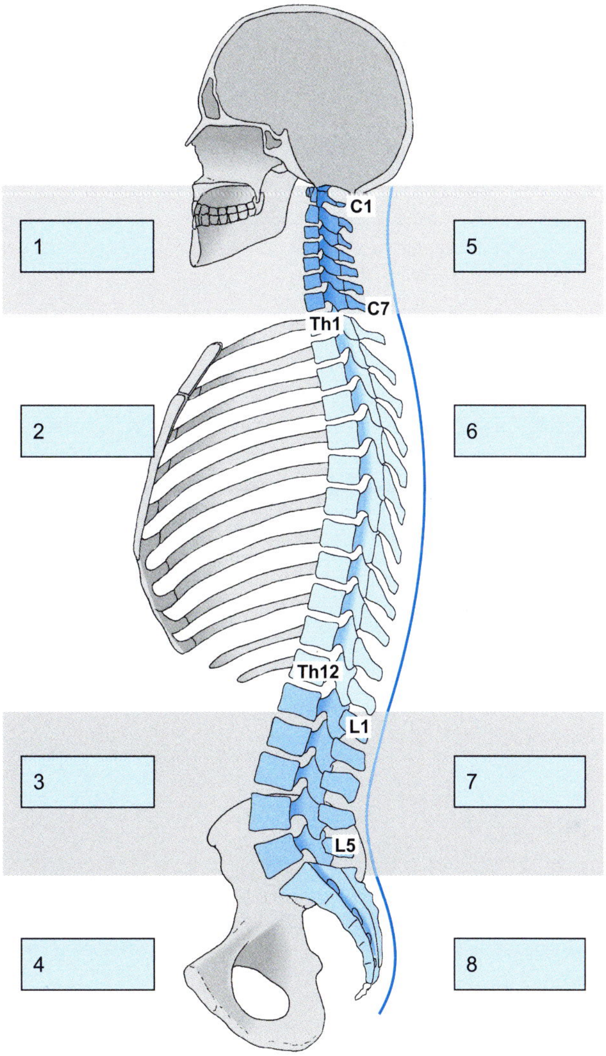

Aufgabe 11 Aufbau eines Wirbels

MKK 6.3.2, Abb. 6.23
BAP 7.3.2, Abb. 7.13

Bitte ordnen Sie zu:

1) Wirbelkörper
2) Wirbelloch
3) Dornfortsatz
4) Zwischenwirbelloch

a) Durchtrittstelle für Spinalnerven
b) Gewichtstragender Teil der WS
c) Nach hinten zeigender Knochenfortsatz
d) Durchtrittstelle für das Rückenmark

Aufgabe 12 Rückenschule

MKK Abb. 6.28

Welche der beiden Haltungen ist richtig beim Bücken und Heben? Kreuzen Sie das richtige Kästchen an!

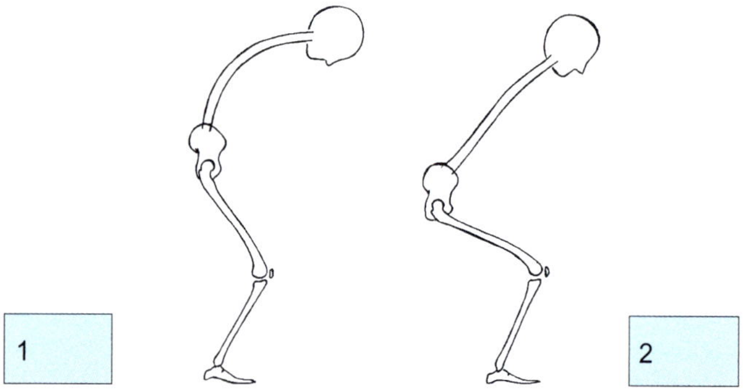

Aufgabe 13 Das Zwerchfell

MKK 6.3.7, Abb. 6.32
BAP 7.3.6, Abb. 7.16

Welche wichtigen Organe oder Gefäße treten durch das Zwerchfell?

a) Aorta
b) Arteria femoralis
c) Vena cava superior
d) Speiseröhre
e) Vena cava inferior

Frontalansicht des Brustkorbs

Aufgabe 14
MKK Abb. 6.31
BAP Abb. 7.16

Bitte kennzeichnen Sie die folgenden anatomischen Elemente.

a) Handgriff des Brustbeins (Manubrium sterni)
b) Schlüsselbein (Clavicula)
c) Rippen
d) Processus xiphoideus
e) Brustbein (Sternum)
f) Rippenbogen

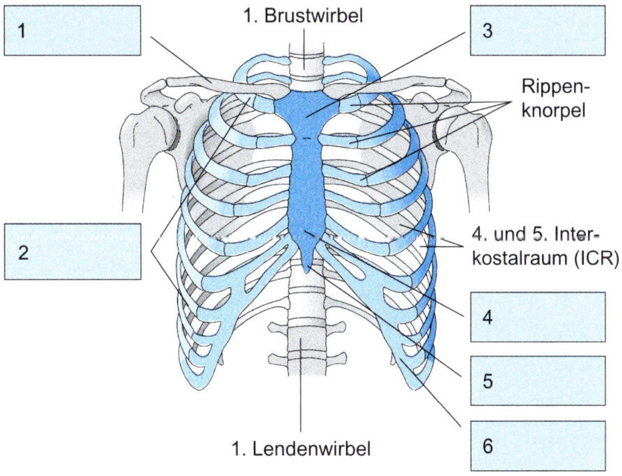

Bauchmuskulatur

Aufgabe 15
MKK 6.3.8, Abb. 6.33, Abb. 6.34
BAP 7.3.7, Abb. 7.17, Abb. 7.18

Bitte ordnen Sie die Muskeln und ihre Eigenschaften einander zu.

1) Musculus (M.) rectus abdominis (gerader Bauchmuskel)
2) M. transversus abdominis (querer Bauchmuskel)
3) M. obliquus externus
4) M. obliquus internus

a) Verlauf entspricht Armhaltung bei in den Hosentaschen steckenden Händen
b) Oberflächlichster Bauchmuskel, Verlauf durch 3 Zwischensehnen unterbrochen (bei Sportlern gut sichtbar)
c) Fächerförmiger Verlauf vom Darmbein zur Mitte
d) Tiefste Schicht der Bauchwandmuskulatur

Leistenkanal

Aufgabe 16
MKK 6.3.9, Abb. 6.35
BAP 7.3.8, Abb. 7.19

Lesen Sie die folgenden Aussagen ganz genau und entscheiden Sie, welche von ihnen falsch sind.

a) Der Leistenkanal verbindet die Bauchhöhle mit der äußeren Schamgegend. Angelegt als röhrenförmiges Gebilde bahnt er sich den Weg durch alle Muskelschichten der Bauchdecke.
b) Angelegt als röhrenförmiges Gebilde bahnt sich der Leistenkanal den Weg durch alle Muskelschichten der Bauchdecke und zwar von lateral oben innen nach medial unten außen.
c) Der Durchtritt durch eine Lücke des Musculus obliquus internus abdominis wird als äußerer Leistenring bezeichnet.
d) Ein Durchlass in der Sehne des M. transversus abdominis stellt den inneren Leistenring dar.
e) Leistenhernien durchtreten die Bauchdecke immer unterhalb des Leistenbandes, Schenkelhernien oberhalb des Leistenbandes.

Schultergelenk

Aufgabe 17
MKK 6.5, Abb. 6.36
BAP 7.4.1, Abb. 7.21

Welcher der folgenden Knochen birgt die Gelenkpfanne für das Schultergelenk?

a) Schlüsselbein (Clavicula)
b) Brustbein (Sternum)
c) Schulterblatt (Scapula)
d) Humerus (Oberarmknochen)

Obere Extremität

Aufgabe 18
MKK 6.6
BAP Abb. 7.20

Bitte ergänzen Sie die fehlenden Beschriftungen der Abbildung.

a) Daumenwurzelgelenk
b) Elle (Ulna)
c) Olecranon (Ellen-Haken-Fortsatz)
d) Mittelhandknochen
e) Schlüsselbein (Clavicula)
f) Humeruskopf
g) Oberes Radio-Ulnar-Gelenk
h) Speiche (Radius)

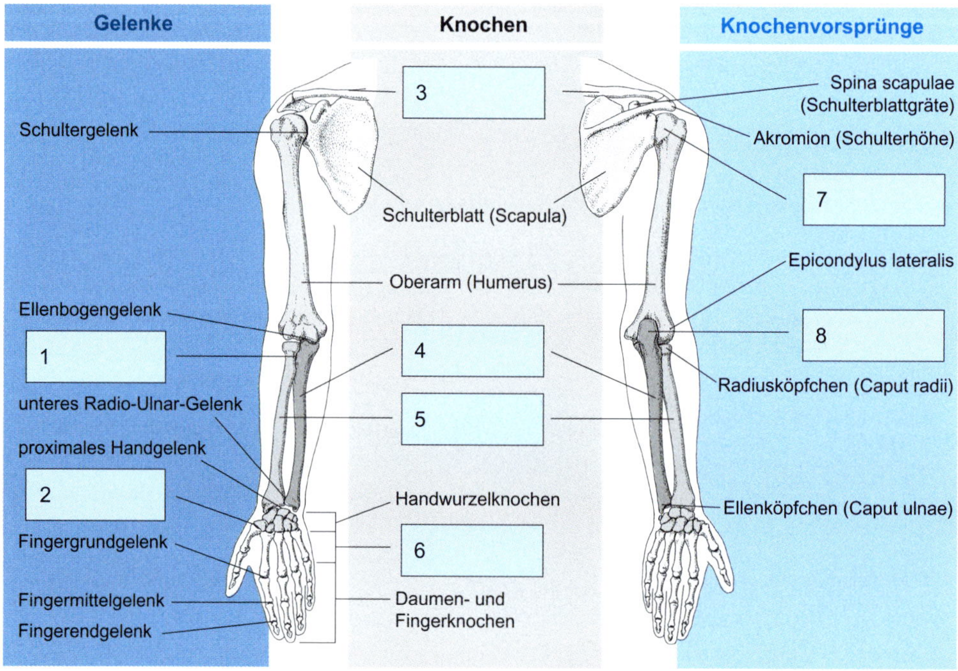

Der Unterarm

Aufgabe 19
MKK 6.6.2
BAP 7.4.3

Welche Aussage ist falsch?

a) Die Elle weist an ihrem Ende einen großen hakenförmigen Fortsatz auf, der Olecranon genannt wird (= Ellenbogenspitze).
b) Elle und Speiche sind über zwei Gelenke (oberes und unteres Radio-Ulnar-Gelenk) beweglich miteinander verbunden.
c) Um die Hand wie eine Suppenschale zu halten, muss man eine Supinationsbewegung ausführen.
d) Alle Muskeln, die das Handgelenk bewegen, haben ihren Ursprung am Unterarm.
e) Die Speiche liegt auf der Seite des Daumens, also lateral der Elle.

Handskelett und Muskulatur der Hohlhand

Aufgabe 20
MKK Abb. 6.46
BAP Abb. 7.27, Abb. 7.28

Bitte benennen Sie die unbenannten Strukturen auf der Darstellung.

a) Mittelhandknochen
b) Fingerendgelenk
c) Erbsenbein
d) Kahnbein
e) Mondbein
f) Retinaculum flexorum
g) Karpaltunnel
h) Elle (Ulna)

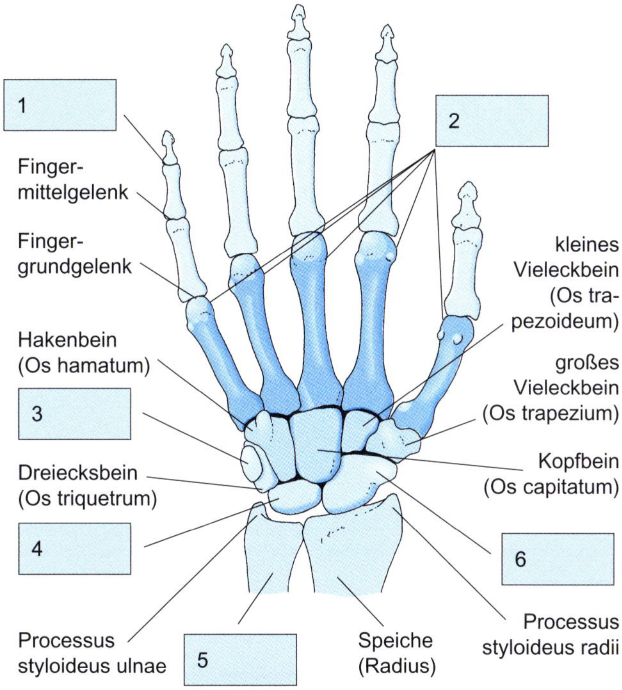

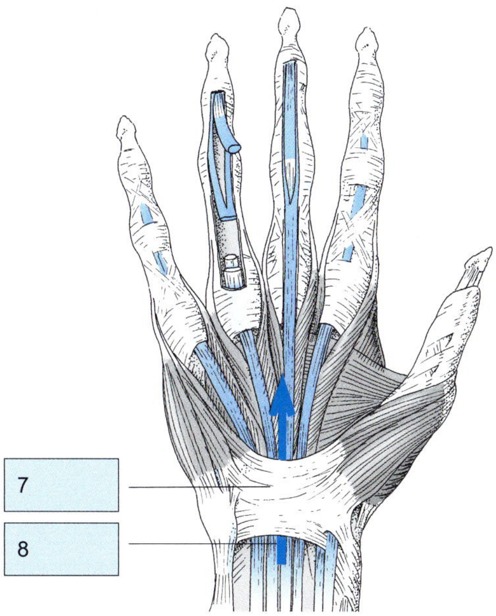

Aufgabe 21
MKK Abb. 6.49
BAP Abb. 7.36

Knöcherne Elemente des Beckens

Bitte beschriften Sie die Abbildung.

a) Sitzbein (Os ischii)
b) Hüftloch (Foramen obturatum)
c) Darmbeinschaufel
d) Schambein (Os pubis)
e) Hüftgelenkspfanne (Acetabulum)

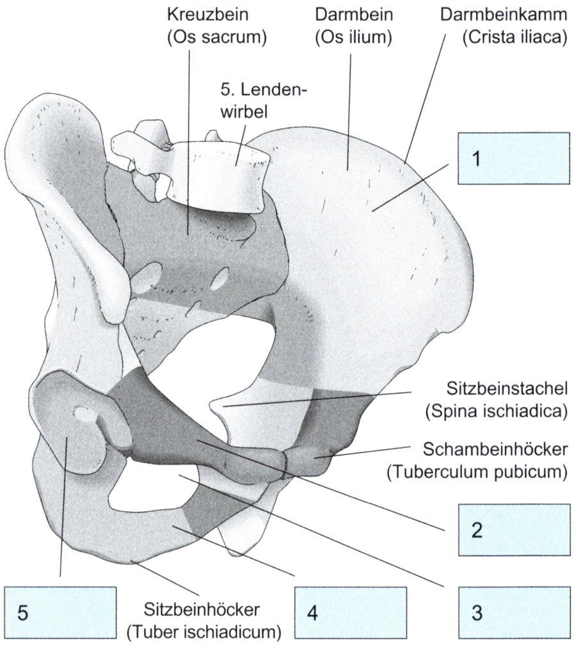

Aufgabe 22
MKK 6.7
BAP 7.5.1, 7.5.2

Das Becken

Welche Aussage zum Becken ist falsch?

a) Das Becken wird von drei Knochen gebildet, die über die knorpelige Symphyse und die beiden Sakroiliakalgelenke ringförmig zusammengefügt sind.
b) Das Darmbein ist eine gut zugängliche Stelle zur Knochenmarkpunktion.
c) Der nach unten offene Beckenausgang wird von einer Platte aus Muskeln und Bändern abgeschlossen, dem Beckenboden.
d) Die erheblichen Unterschiede zwischen männlichem und weiblichem Becken können bisher biologisch nicht erklärt werden.
e) Eine Schwäche der Beckenbodenmuskulatur kann zu Harn- und Stuhlinkontinenz sowie zu einem Uterusprolaps führen.

Beuger und Strecker im Hüftgelenk

Aufgabe 23
MKK 6.7.3
BAP 7.5.3

Welche Muskeln sind Beuger oder Strecker im Hüftgelenk?

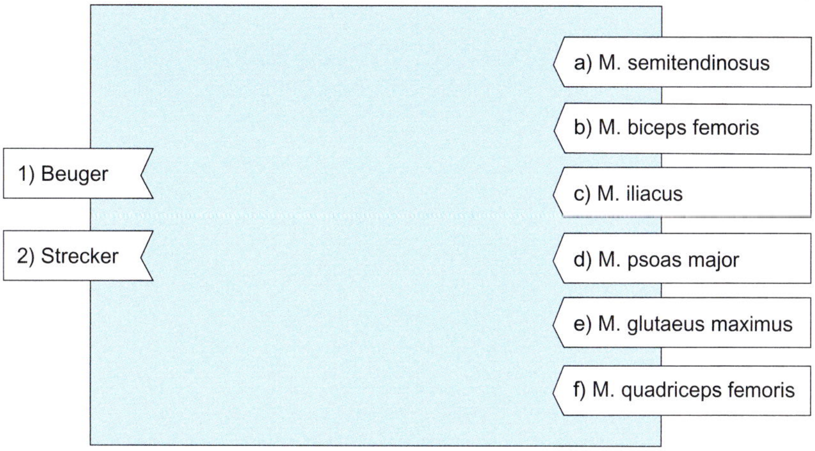

Das Hüftgelenk

Aufgabe 24
MKK 6.7.1
BAP 7.5.1

Welche der folgenden Aussagen sind richtig?

a) Die Hüftgelenkspfanne (Acetabulum) wird aus Anteilen von Darmbein (Os iliaca), Sitzbein (Os ischii) und Schambein (Os pubis) gebildet.
b) Die Hüftgelenkspfanne und der von ihr umfangene Kopf des Trochanter major bilden zusammen das Hüftgelenk.
c) Bei der angeborenen Hüftdysplasie kommt es oft schon im Säuglingsalter zur Auskugelung des Hüftgelenks, weil die Hüftgelenkspfanne zu steil und nicht tief genug geformt ist. Aufgrund der Fehlstellung des Hüftkopfes kann es frühzeitig zu Gelenkverschleiß kommen.
d) Dank einer speziellen Ultraschalluntersuchung im Rahmen des Vorsorgeprogramms für Neugeborene kann die angeborene Hüftdysplasie frühzeitig entdeckt und anschließend, z. B. durch Spreizbandagen, behandelt werden.
e) Das Foramen obturatum, das sogenannte Hüftloch, ist durch eine derbe Membran aus Bindegewebe verschlossen, die weder Nerven noch Gefäße hinduchtreten lässt.

Das Kniegelenk

Aufgabe 25
MKK 6.8.2
BAP 7.5.5

Welche der folgenden Aussagen stimmt nicht?

a) Der proximale Anteil des Kniegelenks besteht aus dem Trochanter major.
b) Der distale Anteil des Kniegelenks besteht aus den beiden Kondylen der Tibia und dem Fibiaköpfchen.
c) Die durch die Haut tastbare Kniescheibe (Patella) bildet den ventralen Anteil des Kniegelenks.
d) Der Gelenkspalt wird unter anderem durch die Menisken (Innen- und Außenmeniskus) abgepolstert.

Aufgabe 26 Oberschenkelknochen

MKK Abb. 6.59
BAP Abb. 7.45

Die Abbildung zeigt den rechten Oberschenkelknochen. Bitte benennen Sie die Strukturen.

a) Epicondylus lateralis
b) Trochanter major
c) Kniegelenkfläche
d) Schenkelhals

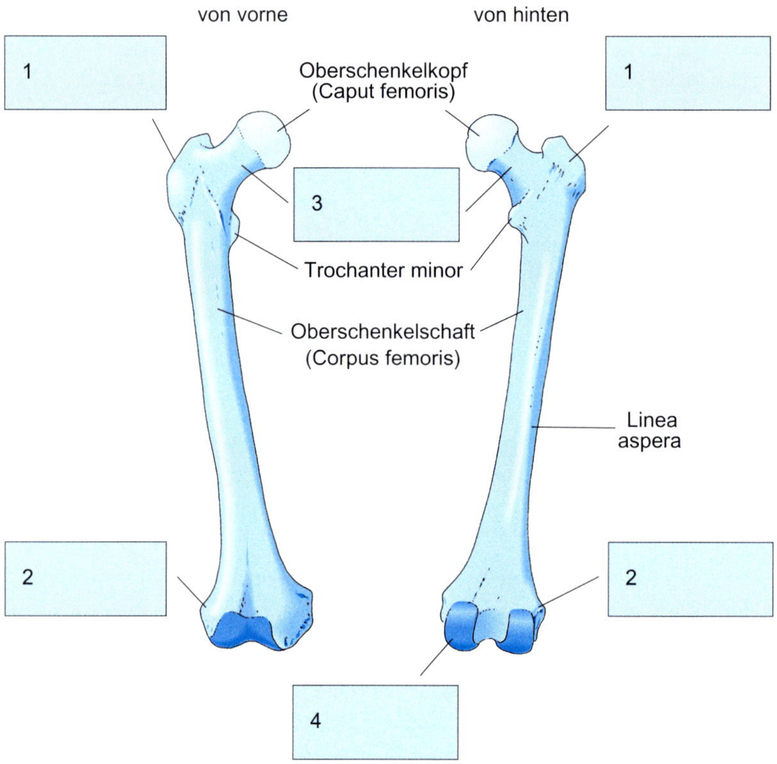

Aufgabe 27 Die Sprunggelenke

MKK 6.8.4
BAP 7.5.7

Bitte ordnen Sie zu:

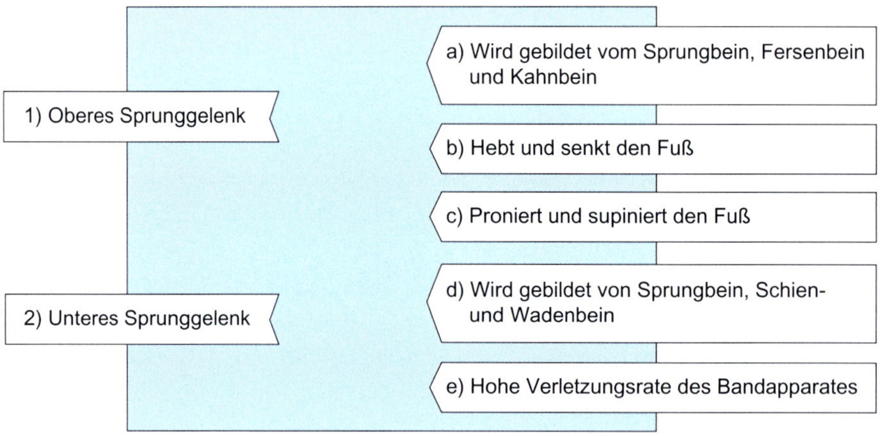

Das Knochengerüst des Fußes

Aufgabe 28
MKK Abb. 6.70, Abb. 6.72
BAP Abb. 7.53

Bitte setzen Sie die folgenden Bezeichnungen (bzw. Lösungsbuchstaben) an die richtigen Stellen in der Abbildung.

a) Calcaneus (Fersenbein)
b) Talus (Sprungbein)
c) 1. Mittelfußknochen
d) Großzehengrundglied
e) Großzehenendglied

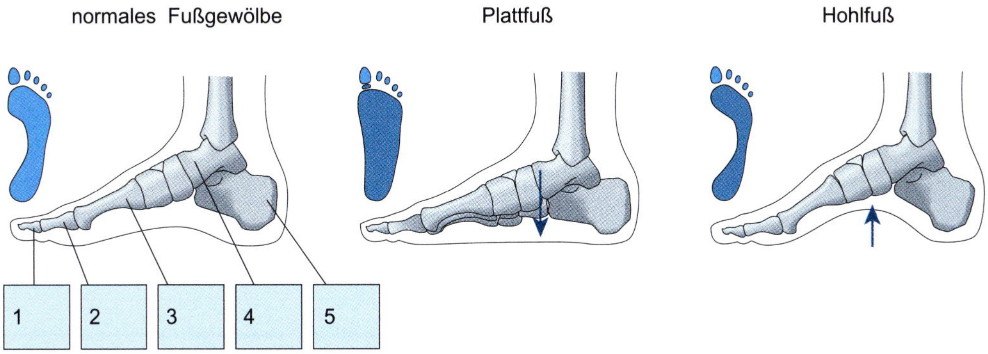

Fehlstellungen des Fußes

Aufgabe 29
MKK 6.8.4, Abb. 6.72
BAP 7.5.7, Abb. 7.55

Bitte ordnen Sie die Beschreibungen den Fußfehlstellungen zu.

1) Plattfuß
2) Hohlfuß

a) Schwacher Bandapparat/hohe Belastung
b) Steilstellung von Mittelfußknochen oder Fersenbein
c) Störung des Muskelgleichgewichts im Fußgewölbe
d) Oft in Kombination mit Knickfuß, wobei das Sprungbein über das Fersenbein nach medial abrutscht

7 Haut

Aufgabe 1 Funktionen der Haut

MKK 7.1, 7.2.1
BAP 8.1

Der Haut kommen einige wichtige Aufgaben zu. Um welche handelt es sich maßgeblich? Bitte ergänzen Sie den folgenden Text.

Die Haut sch......... den Körper vor schädlichen Umwelteinflüssen. Wie Augen und Ohren ist die Haut ein wesentliches Sinnesorgan. Sie stellt mithilfe von ....körperchen eine Verbindung mit der Außenwelt her. Auch hat die Haut Regulatorfunktionen. Sie trägt zur Konstanthaltung der Körpert.................. bei. Dies geschieht durch Abgabe von Flüssigkeit, z. B. in Form von .... durch die Poren oder durch Verengung bzw. Erweiterung von Hautg..................

Aufgabe 2 Injektionsformen

MKK 7.3.2, Abb. 7.3

Die Haut ist Applikationsort oder Durchtrittspforte für Injektionen. Benennen Sie die dargestellten Injektionsarten.

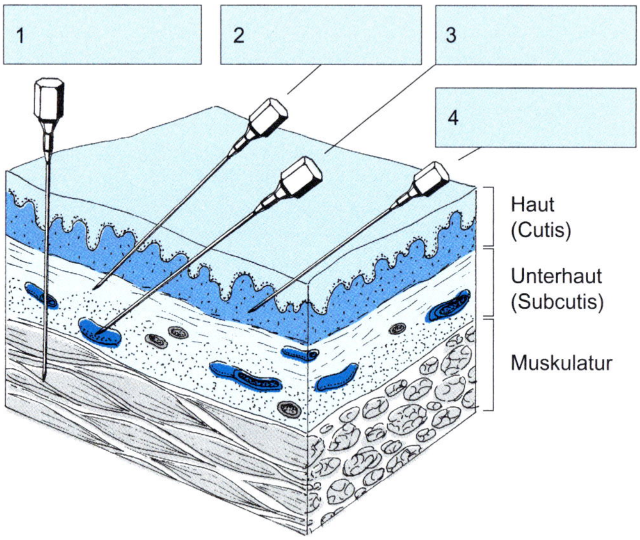

Hautschichten und deren Eigenschaften

Aufgabe 3
MKK 7.2.1
BAP 8.2.1

Bitte ordnen Sie die Begriffe sinnvoll zu. Einer der Begriffe aus der ersten Spalte erhält zwei Zuordnungen.

1) Basalzellschicht	a) Korneozyten
2) Stachelzellschicht	b) Nur an Handtellern und Fußsohlen
3) Körnerschicht	c) Sich ständig teilende längliche Zellen
4) Hornschicht	d) Bildet Gerüst, das die Epidermis stabil hält
5) Stratum lucidum	e) Umwandlung von Keratino- in Keratozyten
	f) Merkel-Scheibe

Leder- und Unterhaut

Aufgabe 4
MKK 7.3
BAP 8.3, 8.4, Abb. 8.3

Welche Aussagen sind richtig?

a) Die Lederhaut hat am gesamten Körper überall die gleiche Dicke von 2,4 mm.

b) Oberhaut und Lederhaut sind durch dermale Papillen miteinander verzahnt. Dadurch entstehen auf der Oberhaut die Hautlinien. Einige dermale Papillen enthalten Berührungsrezeptoren, die Meißnerschen Tastkörperchen.

c) Der untere Abschnitt der Lederhaut, die Geflechtsschicht, enthält nur Fettgewebe.

d) Die Unterhaut heißt Subkutis. Sie dient als Verschiebeschicht der Haut zu den darunterliegenden Muskelfaszien und dem Periost.

Aufgabe 5 Hautanhangsgebilde

MKK Abb. 7.5
BAP Abb. 8.2

Die Grafik zeigt einen Schnitt durch die Haut mitsamt ihren Anhangsgebilden. Bitte ergänzen Sie die Bezeichnungen der einzelnen Strukturen.

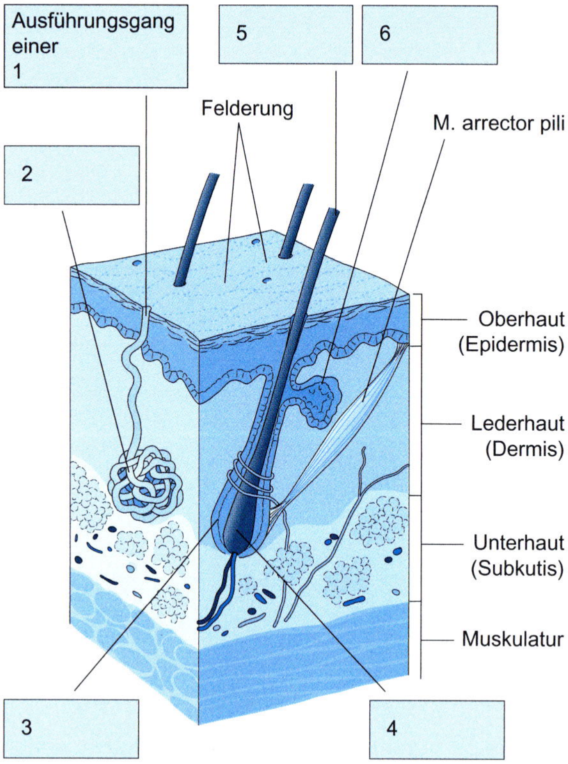

Aufgabe 6 Verschiedene Hauterkrankungen

MKK 7.5

Ordnen Sie den genannten Hauterkrankungen jeweils zwei Eigenschaften oder Begriffe zu.

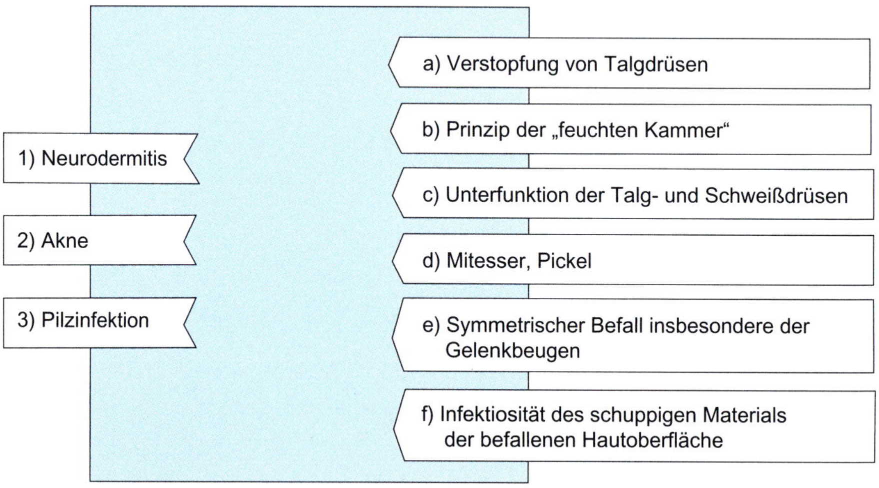

Bakterielle Hautinfektionen

Aufgabe 7
MKK 7.5.4

Silbenrätsel

ab – e – fol – gmo – go – im – ku – li – li – ne – pe – pel – phle – ry – si – ti – tis – zess

a) Sich flächenhaft ausbreitende Hautinfektion durch Streptokokken, meist von einem kleinen Hautriss ausgehend
b) Vor allem durch Staphylokokken hervorgerufene Entzündung der Haarfollikel
c) Eiter- oder Pustelflechte, die vor allem bei Kindern im Gesicht oder am Kopf auftritt, meistens durch Staphylokokken oder Streptokokken bedingt
d) Sich flächig in Gewebsspalten ausbreitende Entzündung, verursacht durch Staphylo- oder Streptokokken
e) Abgekapselte Eitereinschmelzung

Hautveränderungen

Aufgabe 8
MKK Abb. 7.7

Ordnen Sie den im Bild gezeigten Effloreszenzen die richtigen Bezeichnungen zu.

a) Ulkus (Haut- und Gewebeverlust)
b) Rhagade (Hauteinriss)
c) Pustel (Pustula)
d) Blase (Bulla)
e) Fleck

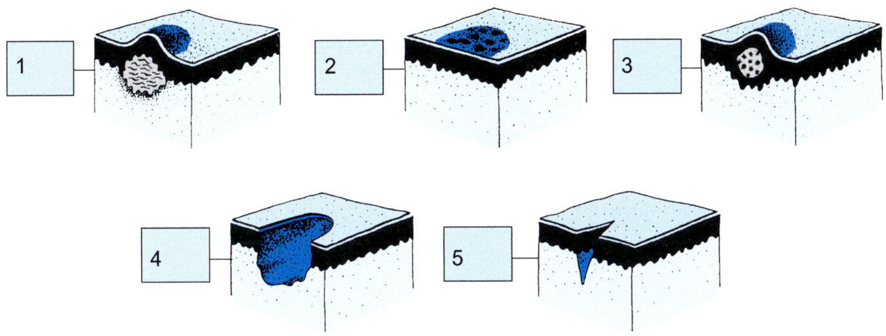

Aufgabe 9 MKK Abb. 7.16 BAP 8.5, Abb. 8.6

Dekubitus

Markieren Sie durch Dekubitus gefährdete Regionen des Körpers auf der Abbildung mit Kreisen. Bedenken Sie dabei, dass vor allem die typischen Druckstellen im Liegen betroffen sind! Schreiben Sie die Bezeichnung der Region jeweils daneben. Wie kann man Dekubitus am sinnvollsten vorbeugen?

....

....

....

....

....

....

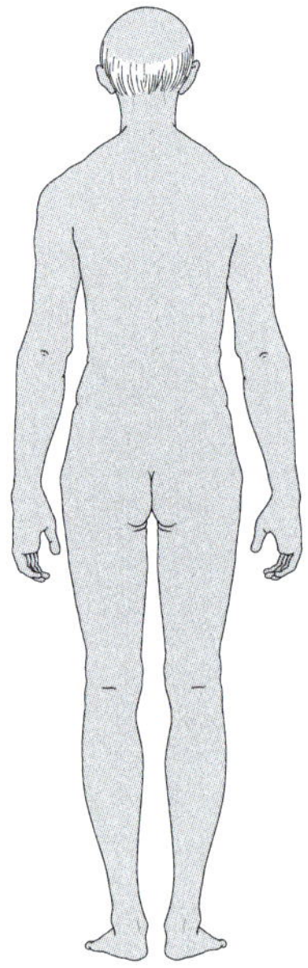

Aufgabe 10 MKK 7.5.8, 7.7 BAP 8.2.1

Malignes Melanom

Bitte ergänzen Sie den folgenden Text.

In der Basal- und Stachelzellschicht findet man die M.................... Sie produzieren ein Pigment, das M...................., das der Haut seine Farbe gibt und die tieferen Hautschichten vor schädlichem UV-Licht schützt. Bei übermäßiger S................bestrahlung können die Melanozyten allerdings selbst Schaden nehmen und sich in T.................... verwandeln. Es kann dann ein m................ M.................... entstehen, ein bösartiger Hauttumor, der, außer in Frühstadien, kaum erfolgreich behandelt werden kann. Der Unterscheidung zwischen einem malignen Melanom und einem harmlosen Pigmentfleck dient die ABCD-Regel. A steht für ...., B steht für ...., C steht für ...., D steht für ....

Aufgabe 11 MKK 7.6

Behandlung von Hauterkrankungen

Bitte prüfen Sie die folgenden Aussagen. Welche von ihnen sind richtig?

a) Viele Hauterkrankungen können lokal im Bereich des Krankheitsherdes mit Agenzien von hoher Wirkstoffkonzentration behandelt werden, ohne dass diese den übrigen Organismus mit starken Nebenwirkungen belastet.
b) Die Trägersubstanzen der Lokaltherapeutika haben außer der Verdünnung des Wirkstoffes keinerlei weitere therapeutisch bedeutsame Wirkung.
c) Fettsalben behindern häufig die Verdunstung und Wärmeabgabe der Haut, wodurch sich Schweiß und Sekrete anstauen können.
d) Feste Grundstoffe wie Puder sollten bei sehr trockener Haut und bei stark nässenden Hauterkrankungen angewendet werden.
e) Zwei unter anderem wichtige Wirkstoffgruppen sind z. B. die Antibiotika bei bakteriellen Hautinfektionen sowie die Antipruriginosa, die der Stillung von Juckreiz dienen.

8 Nervensystem

Zentrales und peripheres Nervensystem

Aufgabe 1
MKK 8.3
BAP 9.1.2

Bitte ordnen Sie die Begriffe einander zu.

1) Zentrales Nervensystem (ZNS)
2) Peripheres Nervensystem

a) Gedächtnis
b) Gehirn
c) Rückenmarknerven, Hirnnerven
d) Rückenmark
e) Bewusstsein
f) Kontakt zur Außenwelt

Willkürliches und vegetatives Nervensystem

Aufgabe 2
MKK Abb. 8.16,
Abb. 8.46
BAP 9.1.2

Bitte tragen Sie die richtigen Bezeichnungen ein.

a) Willkürliches Nervensystem
b) Vegetatives Nervensystem
c) Vorwiegend bewusste Steuerung
d) Vorwiegend unbewusste Steuerung

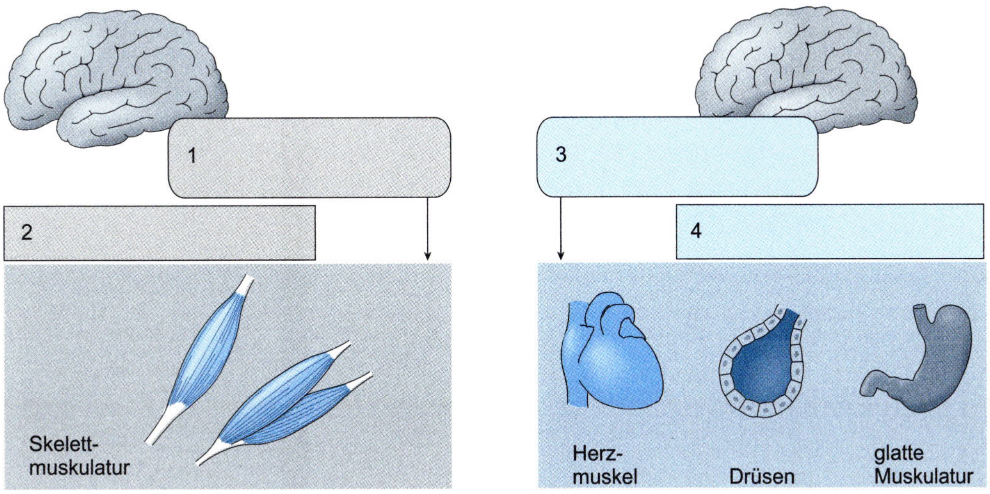

Aufgabe 3
MKK Abb. 8.10
BAP Abb. 5.10

Aufbau einer Nervenzelle

Bitte setzen Sie die folgenden Begriffe an die richtige Stelle.

a) Axonhügel
b) Markscheide
c) Zellkörper
d) Axon
e) Zellkern
f) Präsynaptische Endknöpfe
g) Dendriten

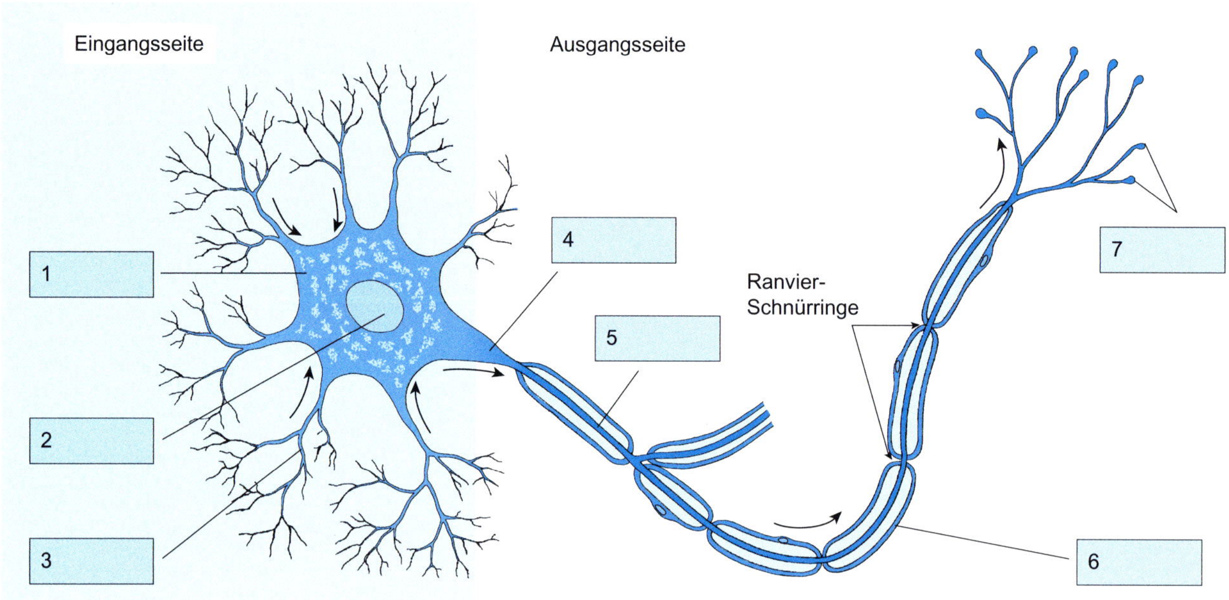

Aufgabe 4
MKK 8.1
BAP 9.2, 5.5.1

Funktion des Neurons

Bitte vervollständigen Sie die nachfolgenden Aussagen.

1) An der Membran einer nicht erregten Nervenzelle besteht eine elektrische Spannung, das R........p.............l (Innenseite negativ, Außenseite positiv).
2) Durch D.......l..........tion kann das Membranpotenzial einen kritischen Wert erreichen, der nach dem Alles-oder-nichts-Prinzip ein Aktionspotenzial auslöst. Während der Dauer des Aktionspotenzials kehren sich die Ladungsverhältnisse um.
3) Das A.............potenzial breitet sich entlang des Axons bis zu den Synapsen aus.
4) Das Ruhepotenzial wird durch die Re.............tion wiederhergestellt.
5) Während und unmittelbar nach einem Aktionspotenzial ist ein Neuron nicht erregbar; dies bezeichnet man als r..............tär.

Neurotransmitter

Aufgabe 5
MKK 8.2.1–8.2.3
BAP 9.3.1–9.3.2

Welche Aussage ist falsch?

a) Die am Axon elektrisch fortgeleitete Erregung wird an der Synapse chemisch übertragen.
b) Die Erregung über die Synapsen kann sich nur in eine Richtung ausbreiten, da nur das präsynaptische Axon synaptische Bläschen mit Neurotransmittern und nur die postsynaptische Membran die entsprechenden Rezeptoren besitzen. Eine Umkehrung der Erregung ist also nicht möglich.
c) Neurotransmitter wirken entweder erregend oder hemmend auf die postsynaptische Membran.
d) Neurotransmitter und ihre Rezeptoren werden von Drogen oder Medikamenten nicht beeinflusst.

Zusammenarbeit von Neuronen und Synapsen

Aufgabe 6
MKK Abb. 8.9
BAP 9.3, Abb. 9.7

Bitte setzen Sie folgende Begriffe an die richtige Stelle.

a) Präsynaptische Membran b) Rezeptor c) Neurotransmitter
d) Synaptischer Spalt e) Postsynaptische Membran

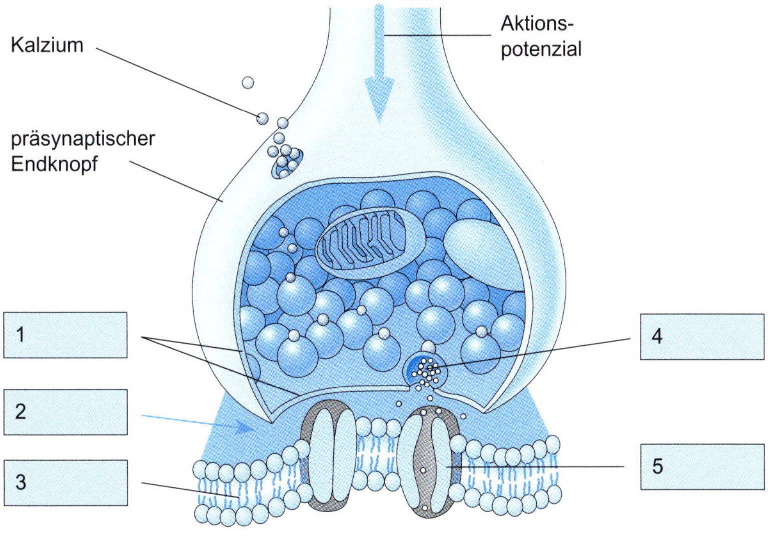

Rückenmark

Aufgabe 7
MKK Abb. 8.17, Abb. 8.55
BAP 9.9, Abb. 9.20

Das Rückenmark reicht nach kaudal bis in Höhe von L….

Bei vielen Erkrankungen des ZNS ist es wichtig, Liquor zu untersuchen, der durch eine Lumbalpunktion entnommen wird. In welcher Höhe wird die Lumbalpunktion durchgeführt? Bedenken Sie, dass die Verletzungsgefahr des Rückenmarks gering sein muss.

a) Th_{12} / L_1 b) L_1 / L_2 c) L_2 / L_3
d) L_3 / L_4 e) L_5 / S_1

Aufgabe 8 Rückenmark und Reflexe

MKK 8.6
BAP 9.9–9.10

Bitte überprüfen Sie Ihre Kenntnisse über Rückenmark und Reflexe in folgendem Kreuzworträtsel.

7) Oberbegriff für polysynaptischen Reflex, dessen Rezeptoren an anderen Orten liegen als die Effektoren (z.B. Stolperreflex)

4) Aus jedem Rückenmarksegment tritt je eine vordere und hintere Nervenwurzel hervor, die sich zu einem .... vereinigen.

6) Hier liegen die motorischen Nervenzellen im Rückenmark.

3) Nervenfaserbündel am kaudalen Ende, das wie ein Pferdeschweif aussieht (................ equina)

2) Große absteigende motorische Bahn

5) Das Rückenmark dient auch als ....zentrum für besonders schnell erforderliche motorische Reaktionen.

1) Wichtiger Nervenleitungsstrang

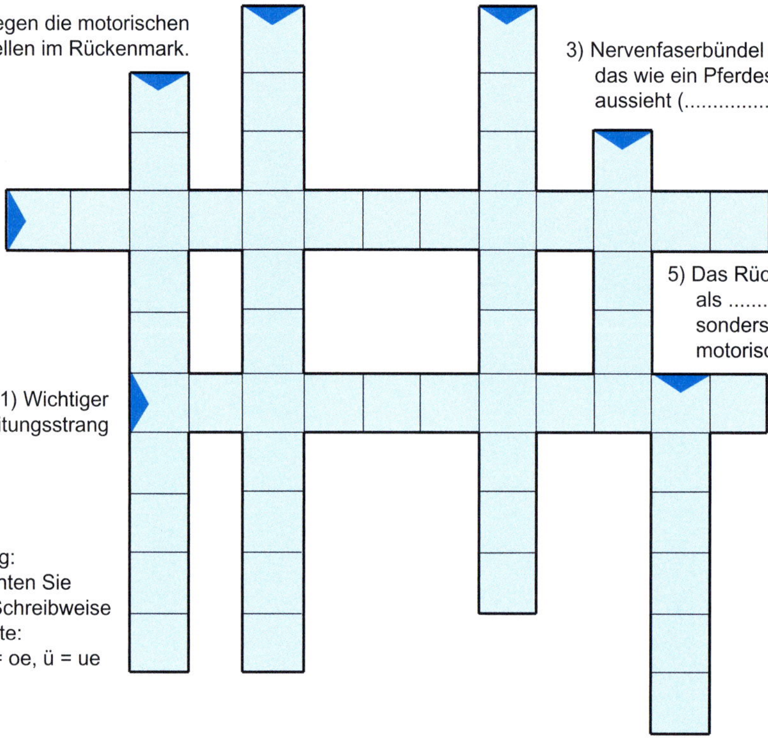

Anmerkung:
Bitte beachten Sie folgende Schreibweise der Umlaute:
ä = ae, ö = oe, ü = ue

Aufgabe 9 Vegetatives Nervensystem

MKK 8.10
BAP 9.13

Die Organfunktionen des Körpers werden vom vegetativen Nervensystem automatisch und ohne Beeinflussung durch den Willen gesteuert. Dies geschieht durch das Zusammenspiel von Sympathikus (S) und Parasympathikus (P). Bitte ordnen Sie den folgenden Begriffen je nach dominanter Beeinflussung durch Sympathikus oder Parasympathikus ein S oder P zu.

a) Reaktion auf Stressreize ....
b) Verdauung ....
c) Verminderung der Sekretion aus den Verdauungsdrüsen ....
d) Steigerung der Pulsfrequenz ....
e) Verengung der Bronchien ....
f) Verengung der Pupille (Miosis) ....

Peripheres Nervensystem

Aufgabe 10
MKK 8.5.2
BAP 9.11.3

Bitte ordnen Sie die folgenden Nerven den Spinalnervenplexus zu, aus denen sie entspringen.

1) Plexus cervicalis (Halsgeflecht)
2) Plexus brachialis (Armgeflecht)
3) Plexus lumbalis (Lendengeflecht)
4) Plexus sacralis (Kreuzgeflecht)

a) N. radialis (Speichennerv)
b) N. femoralis (Schenkelnerv)
c) N. ulnaris (Ellennerv)
d) N. ischiadicus (Ischiasnerv)
e) N. phrenicus (Zwerchfellnerv)
f) N. medianus (Mittelnerv)

Lähmungen der Handnerven

Aufgabe 11
MKK 8.5.2

Ordnen Sie den drei genannten Nerven die zugehörigen Lähmungsformen zu.

1) N. medianus
2) N. radialis
3) N. ulnaris

a) Fallhand
b) Krallhand
c) Schwurhand

Aufgabe 12
MKK 8.8.8, Abb. 8.29, Abb. 8.41
BAP Abb. 9.9, Abb. 9.11

Lage der Hirnstrukturen

Bitte beschriften Sie die Abbildung.

a) Stirnlappen
b) Vordere Zentralwindung
c) Hintere Zentralwindung
d) Hinterhauptlappen
e) Kleinhirn
f) Hirnstamm
g) Schläfenlappen

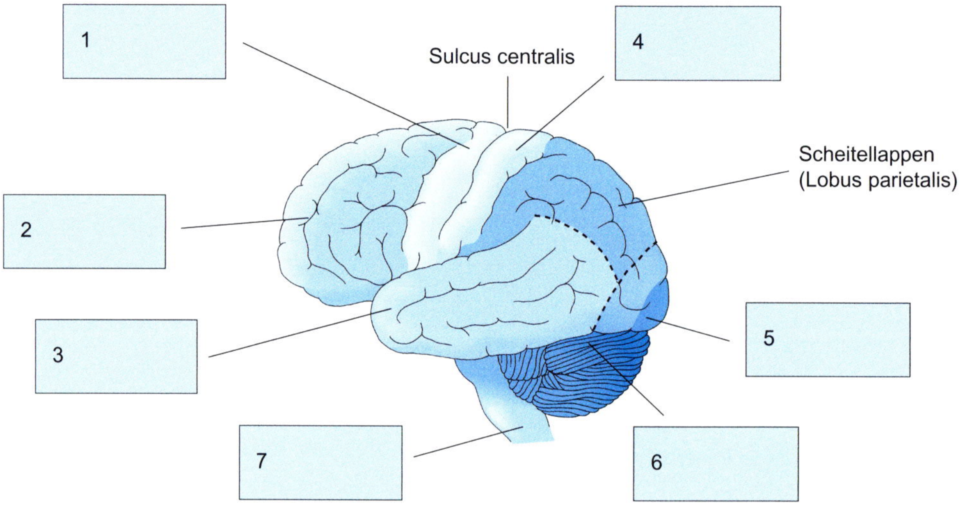

Aufgabe 13
MKK 8.8.8
BAP 9.5.1

Aufbau des Großhirns

Welche Strukturen gehören nicht zur weißen Substanz des Großhirns?

a) Assoziationsbahnen
b) Basalganglien
c) Balken
d) Thalamus
e) Pyramidenbahn (Projektionsbahn)

Hirnstrukturen

Aufgabe 14
MKK 8.8
BAP 9.4

Bitte ordnen Sie zu:

1) Großhirn
2) Kleinhirn
3) Hirnstamm
4) Zwischenhirn

a) Besonders wichtig für die motorische Feinsteuerung des Körpers
b) Hier sind die Bahnsysteme für Regelkreise, wie das Herz/Kreislaufzentrum, das Atemzentrum sowie verschiedene Reflexzentren
c) Oberstes Hirnzentrum; Entstehungsort bewusster Empfindungen und Handlungsabläufe sowie des Gedächtnisses
d) Schaltstelle zwischen Großhirn und Hirnstamm, Informationsfilter, Steuerung zahlreicher Körperfunktionen

Rindenfelder

Aufgabe 15
MKK Abb. 8.41
BAP Abb. 9.11

Bitte ordnen Sie die nachfolgend genannten Rindenfelder ihrer Lokalisation auf der Hirnrinde zu.

a) Sehzentrum
b) Hörzentrum
c) Primär motorisches Rindenfeld
d) Primär sensorisches Rindenfeld

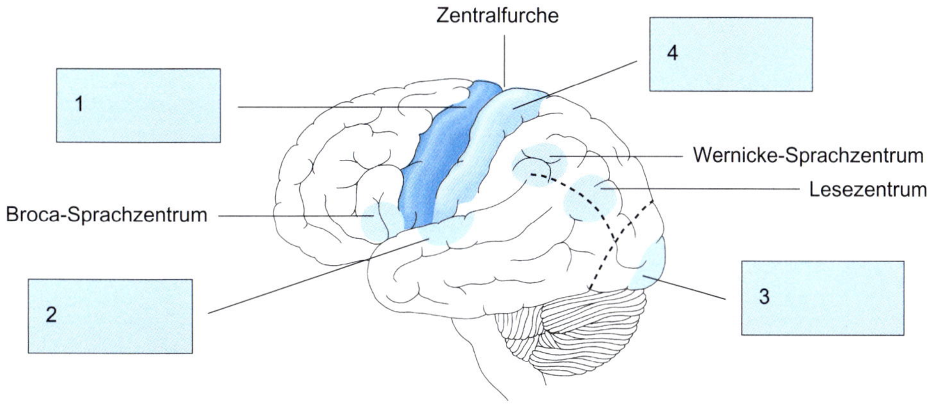

Aufgabe 16
MKK 8.8.2–8.8.4
BAP 9.6–9.7.4

Zwischenhirn, Hirnstamm und Formatio reticularis

Bitte lösen Sie folgendes Silbenrätsel.

an – drü – for – hangs – hirn – hor – hy – la – la – ma – mo – mus – mus – ne – po – se – tha – tha – tio

a) Der .... ist dem vegetativen Nervensystem übergeordnet und koordiniert wichtige Körperfunktionen wie Wärmeregulation, Wasserhaushalt, Kreislauffunktionen, Nahrungs- und Flüssigkeitsaufnahme.
b) Die .... (Hypophyse) steht über den Hypophysenstiel mit dem Hypothalamus in Verbindung. Der Hypophysenvorderlappen ist die wichtigste übergeordnete Hormondrüse des Körpers.
c) In den Kerngebieten des Hypothalamus werden wichtige .... gebildet, die entweder über Nerven in den Hypophysenhinterlappen oder auf dem Blutweg in den Hypophysenvorderlappen transportiert werden.
d) Damit die Großhirnrinde nicht von Signalen aus Körper und Umwelt überflutet wird, filtert der .... die ankommenden Informationen und lässt nur die wirklich wichtigen Signale passieren.
e) Die .... reticularis, die sich vom Mittelhirn bis in das verlängerte Mark erstreckt, spielt bei der Steuerung der Bewusstseinslage und des Schlaf-Wach-Rhythmus eine entscheidende Rolle.

Aufgabe 17
MKK 8.7, Abb. 8.27
BAP 9.11.1

Hirnnerven

Welche Funktionen haben die folgenden Hirnnerven?

Bitte ordnen Sie richtig zu:

1) N. facialis	a) Riechen
2) N. opticus	b) Sensibilität des Gesichts
3) N. olfactorius	c) Sehen
4) N. trigeminus	d) Mimik des Gesichts

Reflexe

Aufgabe 18
MKK 8.6, Abb. 8.23
BAP Abb. 9.23

1. Welcher Reflextyp wird auf der Abbildung dargestellt?

a) Fremdreflex b) Eigenreflex c) Viszeraler Reflex

2. Können Sie die fehlenden Angaben zwischen dem Schmerzrezeptor in der Haut und dem Rückenmark bzw. zwischen Rückenmark und Armmuskulatur ergänzen?

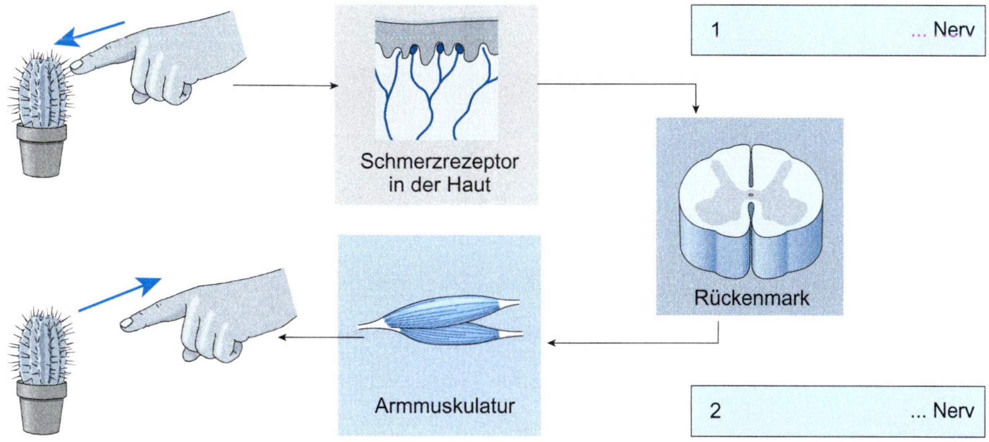

Kleinhirn

Aufgabe 19
MKK 8.8.5
BAP 9.8

Welche Aussage trifft nicht zu?

a) Das Kleinhirn besteht aus zwei Hemisphären und einem wurmförmigen Mittelteil.
b) Das Kleinhirn ist über drei paarige Kleinhirnstiele mit Großhirn und Gleichgewichtsorgan, Mittelhirn und verlängertem Mark verbunden, nicht jedoch unmittelbar mit dem Rückenmark.
c) Die Hauptaufgabe des Kleinhirns ist die Koordination der Motorik, d. h. Feinabstimmung von Bewegungen unter Aufrechterhaltung des Gleichgewichts.
d) Funktionsausfälle des Kleinhirns äußern sich in Gangunsicherheit, Muskelzittern bei zielgerichteten Bewegungen und Ungeschicklichkeit aufgrund überschießender Bewegungen.
e) Der Aufbau des Kleinhirns lässt keine Differenzierung erkennen.

Aufgabe 20 Zentrale Lähmungen mit peripherem Anteil

MKK 8.8.10
BAP 9.12

Es kommen unterschiedliche Lähmungsformen vor. Bitte ergänzen Sie:

Die zentrale Form ist häufig eine sp................ Lähmung. Sie kann Folge eines Hirn............es sein. Wird bei einem Unfall das Rückenmark unterbrochen, so entsteht eine Q.........................ung. Unterhalb der Durchtrennung sämtlicher Bahnen und Nerven fällt dabei die s............le Empfindung, aber auch die Fähigkeit zur willkürlichen Bewegung aus. Ist das Rückenmark auf höherer Ebene als der von Halswirbel 6 (C6) betroffen, so sind beide Arme und beide Beine gelähmt. Diesen Zustand nennt man T..........pl....ie. Nach einer Unterbrechung des Rückenmarks unterhalb von Brustwirbel 1 (Th1) bleiben die Arme verschont, die Beine aber sind gelähmt. Es handelt sich um eine P..........legie.

Aufgabe 21 Querschnittsgelähmte

MKK 8.8.10

Welchen typischen Gefahren gilt es bei Querschnittsgelähmten pflegerisch entgegenzuwirken?

a) Chronischer Harnwegsinfekt b) Lungenentzündung c) Dekubitus
d) Gedächtnisstörungen e) Versteifung von Gelenken

Aufgabe 22 Blutungen im Schädelinneren

MKK 8.12
BAP 9.14.6

Bitte ordnen Sie die Symptome, Eigenschaften oder Ursachen den verschiedenen Formen von Einblutungen im Schädelinneren zu.

1) Subarachnoidalblutung
2) Subdurales Hämatom
3) Epidurales Hämatom

a) Tritt durch Zerreißen einer Arterie zwischen Dura mater und Schädelkalotte auf
b) Folge eines geplatzten Aneurysmas
c) Folge einer venösen Sickerblutung zwischen Dura mater und Arachnoidea
d) Plötzliche einsetzende starke Kopfschmerzen
e) Betroffen sind häufig alte Menschen bei geringem Trauma
f) Auftreten nach Unfällen mit oder ohne Schädelbasisfraktur

Schlaganfall

Aufgabe 23
MKK 8.12
BAP 9.14.6

Ein Schlaganfall kann ältere Menschen plötzlich zu pflegeintensiven Patienten machen. Wichtige Begriffe dazu sind im Silbenrätsel.

a – bo – em – fuß – he – hirn – kon – lie – mi – pa – plex – po – re – ren – se – spitz – trak – tu

a) Medizinischer Fachbegriff für Schlaganfall ....
b) Verschleppung von Blutgerinnseln in die Gehirngefäße ....
c) Einseitige Lähmung nach Schlaganfall ....
d) Funktions- und Bewegungseinschränkung ....
e) Fußstellung nach Schlaganfall, bei der die Fußspitze beim Gehen den Boden berührt ....

Pflege der Schlaganfallpatienten

Aufgabe 24
MKK 8.12
BAP 9.14.6

Was sollte bei der Pflege von Schlaganfallpatienten beachtet werden? Mehrere Aussagen sind richtig.

a) Der Patient hat häufig psychische Probleme, da er mit seiner plötzlich auftretenden Lähmung nicht umgehen kann. Viele ertragen die Hilflosigkeit nur schwer. Dies kann sich sowohl als Depression und Antriebsarmut äußern, als auch in aggressivem Verhalten gegenüber den betreuenden Pflegenden.
b) Da der Patient seine kranke Körperhälfte „vergisst", sollte sie ihm durch pflegerische Tätigkeit bewusst gemacht werden; d. h. der Patient wird möglichst von der gelähmten Seite her angesprochen und gepflegt.
c) Der Patient ist aufgrund seiner Lähmung psychisch sehr angeschlagen; deshalb sollte man die betroffene Seite nicht auch noch unnötig bevorzugen.
d) Es kommt häufig zu Verletzungen durch Stürze, da die Patienten ihre Lähmung vergessen und aufstehen, obwohl sie nicht stehen können.
e) Richtige Lagerung, häufiges Umlagern und Durchbewegen der Extremitäten sind unerlässlich, um Kontrakturen vorzubeugen.

Aufgabe 25
MKK 8.9
BAP 9.15, Abb. 9.40

Gedächtnis

Bitte ordnen Sie zu:

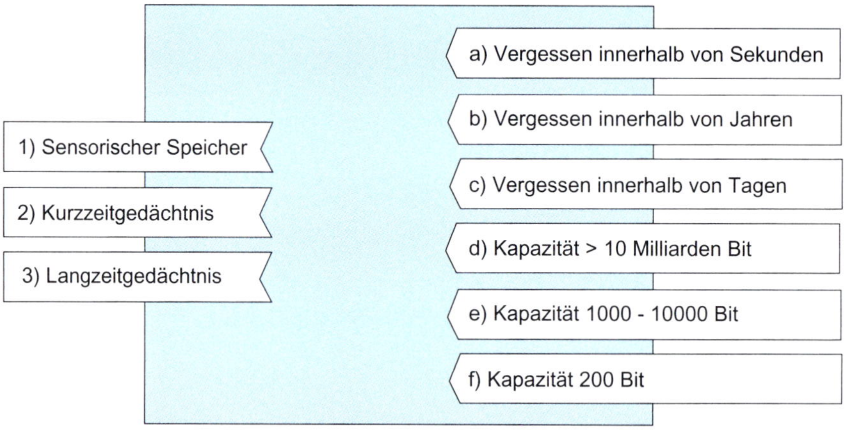

Aufgabe 26
MKK 8.13
BAP 9.2.6

Diagnostische Methoden bei Erkrankungen des Nervengewebes

Bitte ergänzen Sie den Lückentext.

Die Aktivität des Gehirns (Encephalon) wird mithilfe der Elektro..............grafie (EEG) gemessen. Die Nervenleitungsgeschwindigkeit kann mit der Elektro.............grafie (ENG) bestimmt werden. Bei Verdacht auf einen Tumor im Kopfinneren (Kopf = Cranium) kann dieser durch die kr.........ale C...........p.........t............grafie oder die K.....sp......t...............grafie (KST, NMR) lokalisiert werden. Mit den Erkrankungen des Nervensystems befasst sich die N...........logie, mit den Störungen des Gemütszustands beschäftigt sich die Psy..............rie.

Aufgabe 27
MKK 8.14
BAP 9.7.5

Schlaf

Bitte prüfen Sie die folgenden Aussagen zum Thema Schlaf. Welche ist nicht richtig?

a) Der Patient mit Schlafstörungen sollte immer Schlafmittel (Hypnotika) einnehmen, um zur Ruhe zu kommen, da sich ansonsten, ähnlich wie durch Schmerz ein „Schmerzgedächtnis“, beim Schlafgestörten ein sogenanntes „Schlafstörungsgedächtnis“ bilden kann.
b) Das Schlaf-Apnoe-Syndrom ist eine durch Atemaussetzer gekennzeichnete schlafbezogene Atemstörung, die langfristig zu Bluthochdruck mit Schädigungen des Herz-Kreislauf-Systems führen kann.
c) Schätzungsweise 25 % der Unfälle im Straßenverkehr werden durch extreme Müdigkeit oder durch Einschlafen am Steuer verursacht.
d) Schichtdienst mit einem häufigen Wechsel von Tag- und Nachtschicht führt zu einem gestörten zirkadianen Rhythmus von Stoffwechsel und Hormonen, wodurch oft der Schlaf nur kurz und wenig erholsam ist.

9 Sensibilität und Sinnesorgane

Sinnessensoren

Aufgabe 1
MKK 9.1
BAP 10.1

Welcher Sensortyp vermittelt keine Sinnesqualitäten zum ZNS?

a) Mechanosensor
b) Bewegungssensor
c) Photosensor
d) Chemosensor
e) Thermosensor

Der Schmerz

Aufgabe 2
MKK 9.3.2
BAP 10.3.2

Es gibt verschiedene Schmerztypen. Bitte ordnen Sie zu:

1) Somatischer Schmerz
2) Viszeraler Schmerz
3) Neurogener Schmerz

a) Menstruationsschmerz
b) Schmerz von Haut, Bindegewebe und Bewegungsapparat
c) Heller, einschießender Schmerz, z. B. der Phantomschmerz nach einer Operation

Die Schmerzempfindung

Aufgabe 3
MKK 9.3
BAP 10.3

Bitte ergänzen Sie den Text.

Die für das Überleben wichtigste Sinnensfunktion ist die Sch...........empfindung. Die No...se...or..n. weisen uns innerhalb von Sekundenbruchteilen auf Gefahren hin, die schwere Körpersch........... anrichten oder den Tod bedeuten können, damit wir uns möglichst schnell von dieser Gefahrenquelle entf............ Die Schmerzw.........n............ung ist jedoch nicht immer gleich. Bereits auf R.............m.........ebene, aber auch vom Gehirn aus werden die Schmerzreize moduliert. Die Schmerzweiterleitung kann durch verschiedene körpereigene Substanzen wie E.............ine und Se..........nin gehemmt werden.

Aufgabe 4
MKK 9.6.10, Abb. 9.23
BAP 10.6.5, Abb. 10.13

Die Schutzeinrichtungen des Auges

Welche Teile des Auges gehören zu dessen Schutzeinrichtungen?

a) Wimpern
b) Augenlider
c) Pupille
d) Papille
e) Augenbrauen
f) Bindehaut
g) Tränendrüsen
h) Iris

Aufgabe 5
MKK 9.6
BAP 10.6

Auge und Sehsinn

Kreuzworträtsel zum Sehorgan

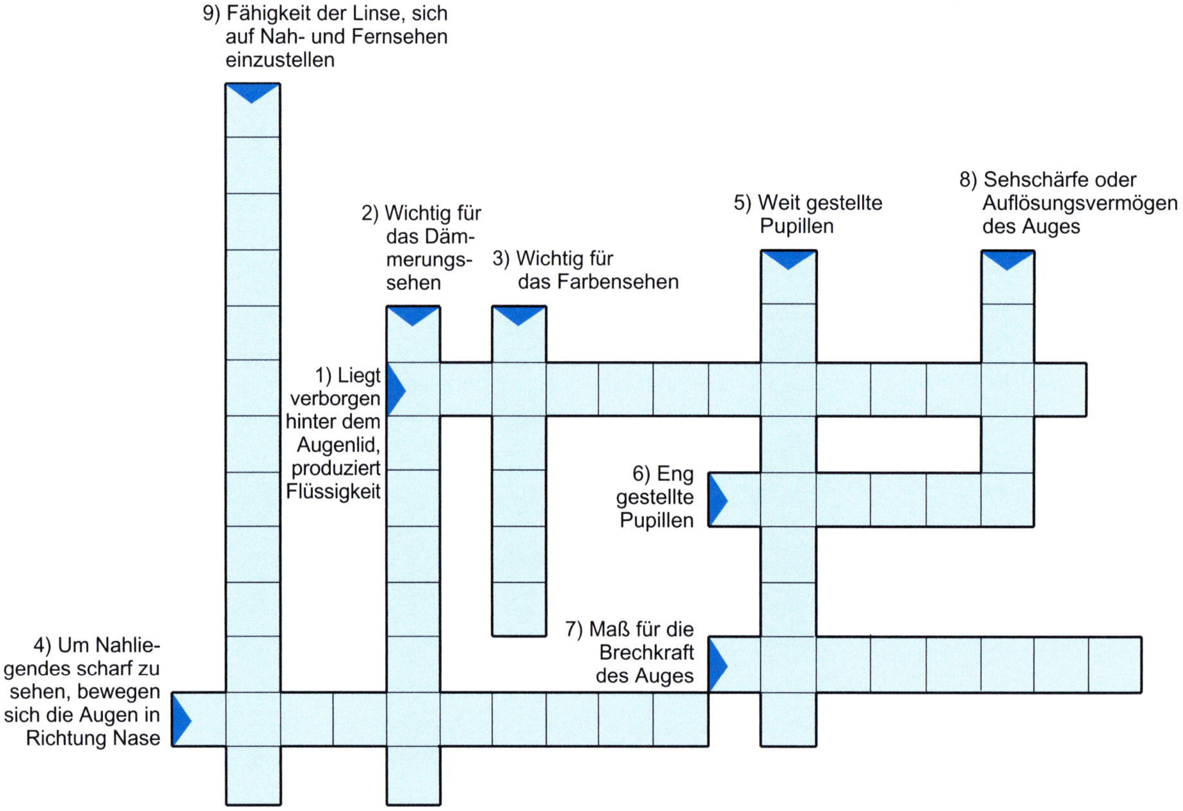

Das Auge

Aufgabe 6
MKK Abb. 9.10, Abb. 9.11
BAP 10.6, Abb. 10.6

Bitte benennen Sie die Strukturen in der Abbildung, die einen Querschnitt durch den Augapfel zeigt. Folgende Begriffe sollen richtig verteilt werden.

a) Hornhaut (Cornea)
b) Regenbogenhaut (Iris)
c) Netzhaut (Retina)
d) Lederhaut (Sklera)
e) Linse
f) Aderhaut (Chorioidea)
g) Glaskörper
h) Sehnervenpapille (blinder Fleck)
i) Bindehaut (Conjunctiva)

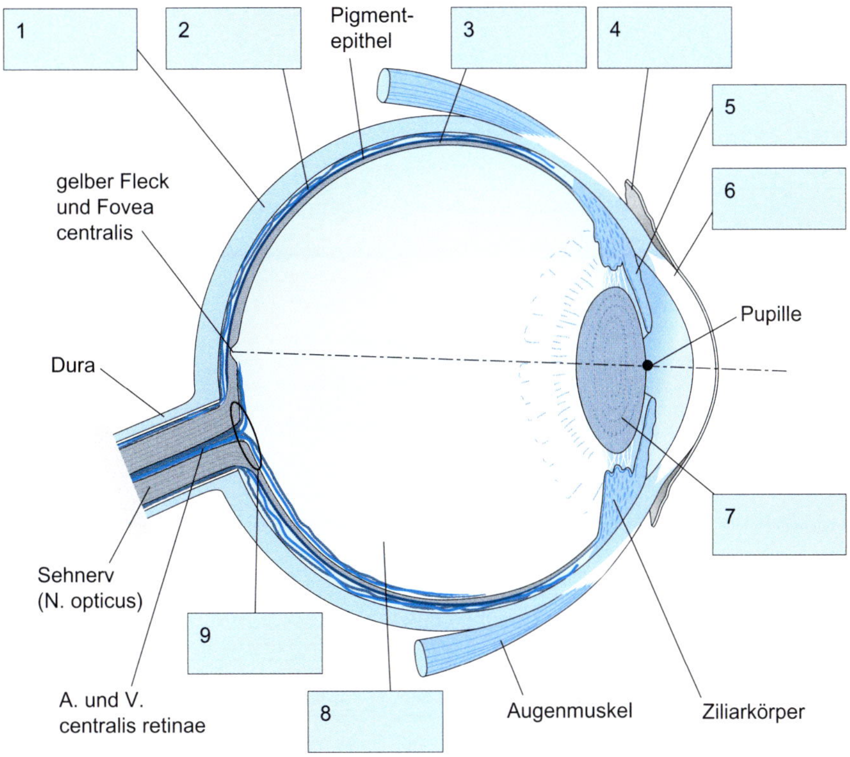

Augeninnendruck

Aufgabe 7
MKK 9.6.1
BAP 10.6.1

Welche der folgenden Aussagen ist falsch?

a) Sind Produktion und Abfluss von Kammerwasser im Gleichgewicht, so ist der Augeninnendruck stets etwa gleich hoch und normalerweise zwischen 10 und 20 mmHg.
b) Ein chronisch erhöhter Augeninnendruck (Glaukom) schädigt Netzhaut und Sehnerv und gehört zu den häufigsten Ursachen für Erblindung.
c) Ein akuter Glaukomanfall wird von den Betroffenen oft kaum bemerkt.
d) Die Therapie des Glaukoms besteht meist zunächst in der Gabe von speziellen Augentropfen, die die Kammerwasserproduktion vermindern bzw. den -abfluss verbessern.

Aufgabe 8 Sehfehler

MKK 9.6.6, Abb. 9.18
BAP 10.6.3, Abb. 10.11

Welche der folgenden Aussagen sind falsch?

a) Durch die im Alter zunehmende Eigenelastizität der Linse vergrößert sich ihre Brechkraft.
b) Bei Kurzsichtigkeit ist der Augapfel meist zu lang.
c) Bei Weitsichtigkeit ist der Augapfel meist zu kurz.
d) Sehfehler sind prinzipiell durch eine gestörte Linsenfunktion bedingt.

Aufgabe 9 Aufbau der Netzhaut

MKK 9.6.2
BAP 10.6.1, Abb. 10.7

Bitte ergänzen Sie den Text.

Es gibt zwei Typen von Fotosensoren: die Z................. für das Farbsehen und die St................. für das Dämmerungssehen. Am Ort des schärfsten Sehens, der F.......... c..............., befinden sich besonders viele Za..........n. Im Austrittsbereich des Sehnerven, auch P...............le oder bl........... Fl....... genannt, findet man keine Fotosensoren.

Aufgabe 10 Der Geruchssinn

MKK 9.5.1–9.5.4
BAP 10.5.1

Welche Strukturen sind unmittelbar am „Riechen" beteiligt? Mehrere Antworten sind richtig.

a) N. vagus
b) N. olfactorius
c) Riechhärchen
d) Riechkolben
e) Riechknospe

Aufgabe 11 Geschmackssinn

MKK 9.5.5–9.5.7
BAP 10.5.2

Für welche 4 Geschmacksqualitäten besitzt die Zunge Sensoren?

a) Salzig
b) Süß
c) Scharf
d) Bitter
e) Sauer

Ohrstrukturen und ihre Funktionen

Aufgabe 12
MKK 9.7
BAP 10.7.2–10.7.3

Bitte ordnen Sie zu:

1) Bogengänge
2) Schnecke
3) Ohrtrompete

a) Übertragung der Schallwellen zum Hörnerven
b) Verbindung des Ohrs zum Rachenraum
c) Gleichgewichtsorgan

Ohr und Gleichgewichtsorgan

Aufgabe 13
MKK Abb. 9.25
BAP Abb. 10.14

Folgende Begriffe sollen an die jeweils richtige Stelle gesetzt werden.

a) Paukenhöhle
b) Trommelfell
c) Hammer
d) Ohrtrompete
e) Bogengänge
f) Amboss
g) Schnecke
h) Steigbügel

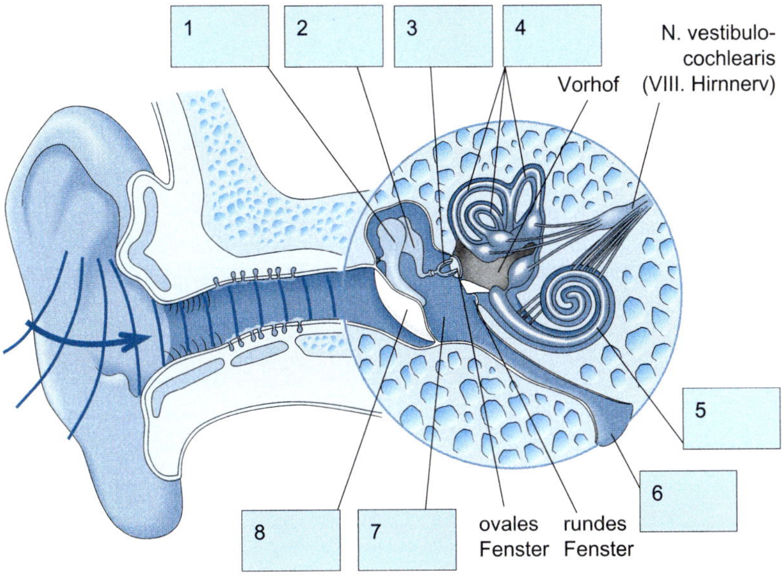

Aufgabe 14 Ohr und Gleichgewichtsorgan

MKK 9.7.4, Abb. 9.27
BAP 10.7.4

Welches ist der Hör- und Gleichgewichtsnerv?

a) N. trigeminus
b) N. vestibulocochlearis
c) N. facialis
d) N. olfactorius

Aufgabe 15 Hörminderung

MKK 9.7.7
BAP 10.7.3

Bitte ordnen Sie die Begriffe richtig zu.

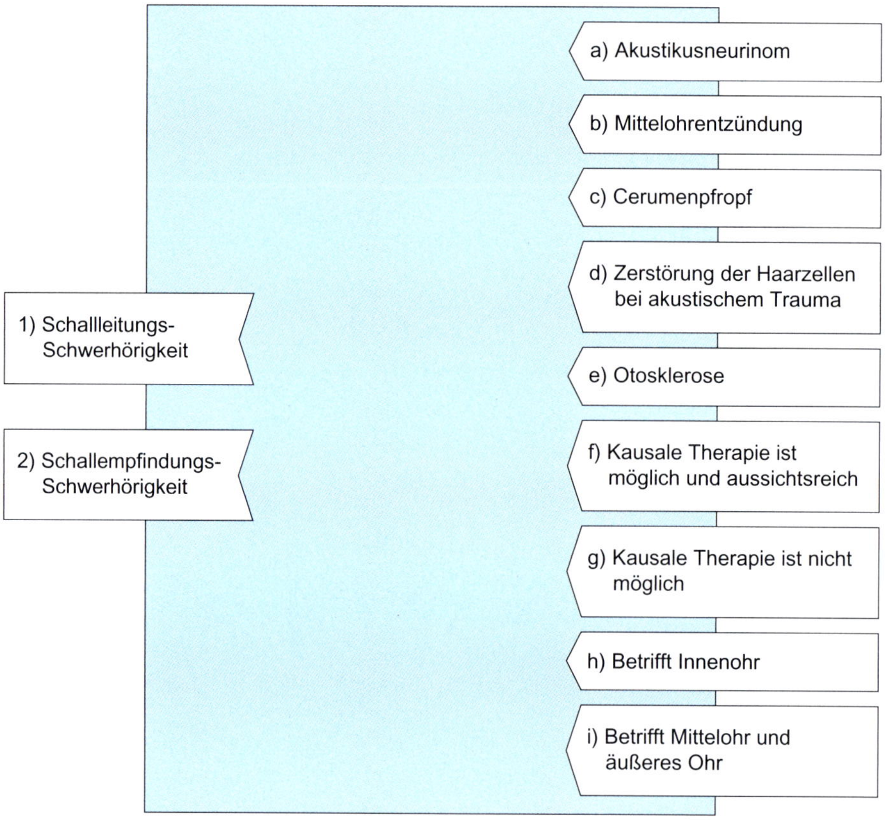

10 Psyche und psychische Erkrankungen

Angst und ihre Bewältigung

Aufgabe 1
MKK 10.1.1

Welche Aussage ist falsch?

a) Angst bezeichnet den emotionalen Erregungszustand, der eintritt, wenn eine Situation als physisch oder psychisch bedrohlich erlebt wird.
b) Körperlich können sich Angstzustände u. a. in hoher Pulsfrequenz, Zittern, Übelkeit bis hin zum Verlust der Schließmuskelkontrolle äußern. Angst ist immer mit einer allgemeinen Anspannung gekoppelt.
c) Angstreaktionen werden ausgelöst, wenn der Betroffene nicht ausreichend über das erlebte oder zu erwartende Ereignis informiert ist.
d) Eine wesentliche Maßnahme der erfolgreichen Angstbewältigung ist die Unterdrückung und Verdrängung der Angst.
e) Angst kann reduziert werden, indem der Betroffene über Ereignis und Konsequenzen aufgeklärt wird. Die mit der Angst verbundenen Spannungszustände werden oft bereits durch persönliche Zuwendung und beruhigendes Zureden gemildert.

Trauer

Aufgabe 2
MKK 10.1.1

Wie sollten sich Pflegende nach dem Tode eines Patienten um trauernde Angehörige kümmern? Welche Aussagen sind richtig?

a) Pflegende sollten Trauernde darauf hinweisen, dass es im Krankenhaus/Seniorenheim nicht angemessen ist zu klagen, zu weinen oder Wut auszudrücken, da dies andere verunsichern oder stören könnte.
b) Die Trauernden sollten von ihrem Wunsch nach dem „Ungeschehen-machen-können" abgelenkt werden.
c) Pflegende sollten den Trauernden zuhören.
d) Den Trauernden gegenüber darf auch die eigene Betroffenheit und Trauer gezeigt werden, ohne dass jedoch die volle Aufmerksamkeit auf die eigene Person gelenkt wird.

Der psychische Befund

Aufgabe 3
MKK 10.3

Bei plötzlich aufgetretenen Störungen welcher psychischer Funktionen sollte umgehend ein Arzt informiert werden?

a) Bewusstseinslage
b) Denken
c) Orientierung
d) Affektivität (Stimmungslage)
e) Gedächtnisfunktion

Aufgabe 4 Psychische Erkrankungen
MKK 10.6, 10.7

Bitte ordnen Sie zu:

1) Depressionen	a) Wahn/Halluzination
2) Manie	b) Unruhe/Selbstüberschätzung
3) Schizophrenie	c) Innere Leere/Antriebslosigkeit

Aufgabe 5 Affektive Störungen
MKK 10.7

Welche Aussage ist falsch?

a) Ungefähr 15 bis 20 Prozent aller Menschen erkranken mindestens einmal im Leben an einer therapiepflichtigen Depression.
b) Niedergedrückte Stimmung, Antriebslosigkeit und ein Gefühl der Gefühllosigkeit und Leere sind die vorherrschenden Symptome einer Depression.
c) Typisch sind bei Depression das „Morgenhoch", das „Abendtief" und der tiefe Schlaf.
d) Bei einer schweren depressiven Phase besteht häufig eine erhöhte Suizidgefahr.
e) Leitsymptome der Manie sind ein übersteigerter Antrieb und Größenwahn sowie schnell wechselnde Ideen und Gedanken.

Aufgabe 6 Abwehrmechanismen
MKK 10.2.2

Bitte ordnen Sie den Definitionen und Beispielen die entsprechenden Abwehrmechanismen zu.

1) Umsetzung verdrängter Triebimpulse in sozial anerkannte Tätigkeiten.	a) Reaktionsbildung
2) Ein Fahrgast hat sich sehr über den Taxifahrer geärgert, gibt ihm am Ende der Fahrt jedoch ein großzügiges Trinkgeld.	b) Sublimierung
3) Nicht ich, sondern mein Bruder möchte ständig Süßigkeiten essen.	c) Rationalisierung
4) Unbewusstmachen von unerwünschten Impulsen.	d) Verdrängung
5) Das Wasser im Schwimmbad ist sehr kalt, deshalb macht es mir nichts aus, dass ich nicht mitkommen kann.	e) Projektion

Psychische Grundfunktionen

Aufgabe 7
MKK 10.3

Welche der aufgeführten Begriffe gehören nicht zu den psychischen Grundfunktionen?

a) Gedächtnisfunktionen
b) Wahrnehmungsstörungen
c) Orientiertheit
d) Bewusstsein
e) Halluzinationen

Psychopharmaka

Aufgabe 8
MKK Tab. 10.2

Bitte ordnen Sie die nachfolgenden Medikamente ihrem jeweiligen Wirkspektrum zu.

a) Antidepressiva
b) Neuroleptika
c) Stimulanzien
d) Tranquilizer

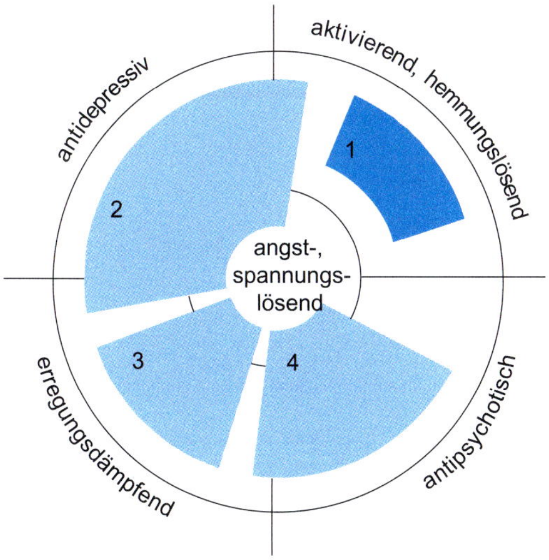

Abhängigkeitserkrankungen

Aufgabe 9
MKK 10.12, Abb.10.13

Welche Aussage ist falsch ?

a) Sowohl psychisch als auch körperlich abhängig machen können z.B. Alkohol und Morphin.
b) Die Eigenmotivation zur Entwöhnung ist prognostisch wirksamer als die Fremdmotivation.
c) Das Rückfallrisiko sinkt deutlich, wenn die psychosozialen Behandlungsansätze durch eine medikamentöse Therapie zur Verringerung des Suchtdruckes begleitet werden.
d) Eine Abhängigkeitserkrankung ist ausschließlich durch genetische Veranlagung und biologische Faktoren bedingt.

11 Hormonsystem

Aufgabe 1 Funktion und Arbeitsweise der Hormone

MKK 11.1
BAP 11.1

Welche Aussagen über die Hormone treffen zu?

Hormone …

a) steuern die Reproduktionsvorgänge.
b) helfen dem Körper, mit Belastungssituationen fertig zu werden.
c) steuern direkt das soziale Verhalten eines Menschen.
d) regulieren den Organstoffwechsel.

Aufgabe 2 Hormonproduzierende Drüsen und Gewebe

MKK 11.1, Abb. 11.1
BAP Abb. 11.1

Bitte beschriften Sie die Abbildung.

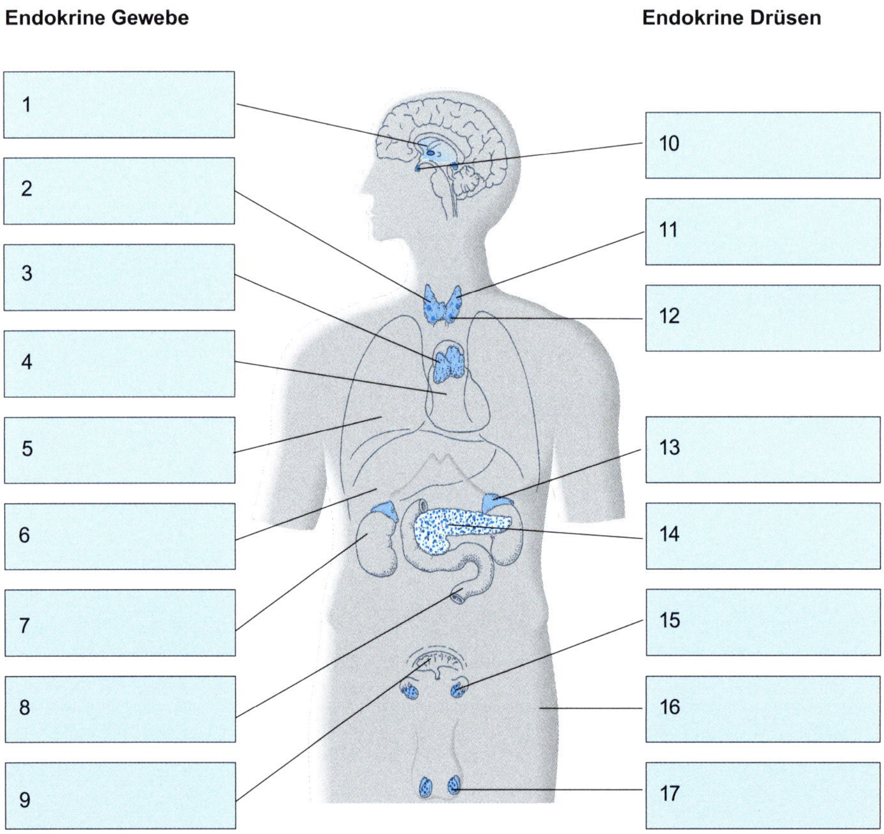

Hormondrüsen

Aufgabe 3
MKK 11.1–11.6
BAP 11.1–11.7

Bitte ordnen Sie die Hormone den Drüsen zu, von denen sie sezerniert werden.

Hormone	Drüsen
1) Thyroxin	a) Nebennierenmark
2) Insulin	b) Schilddrüse
3) Glukokortikoid	c) Bauchspeicheldrüse
4) Adrenalin	d) Nebennierenrinde

Hormonfunktionen

Aufgabe 4
MKK 11.1–11.6
BAP 11.1–11.7

Welche Funktionen haben die genannten Hormone? Bitte ordnen Sie zu:

1) Glukokortikoid	a) Regelt den Blutzuckerspiegel
2) Insulin	b) Steigert die Herzfrequenz
3) Adrenalin	c) Steigert Körpertemperatur und Grundumsatz
4) Thyroxin	d) Stellt Energieträger (Glukose, Fettsäuren) bereit, wirkt gegen Entzündungen

Aufgabe 5
MKK 11.2, Abb. 11.5
BAP 11.2, Abb. 11.5

Hypothalamus, Hypophyse und glandotrope Hormone

Bitte setzen Sie die folgenden Hormone im Schema an die richtigen Stellen.

a) T_3 / T_4 (Thyroxin, Trijodthyronin)
b) ACTH (Adrenocorticotropes Hormon)
c) FSH (Follikelstimulierendes Hormon)
d) Testosteron
e) Wachstumshormon

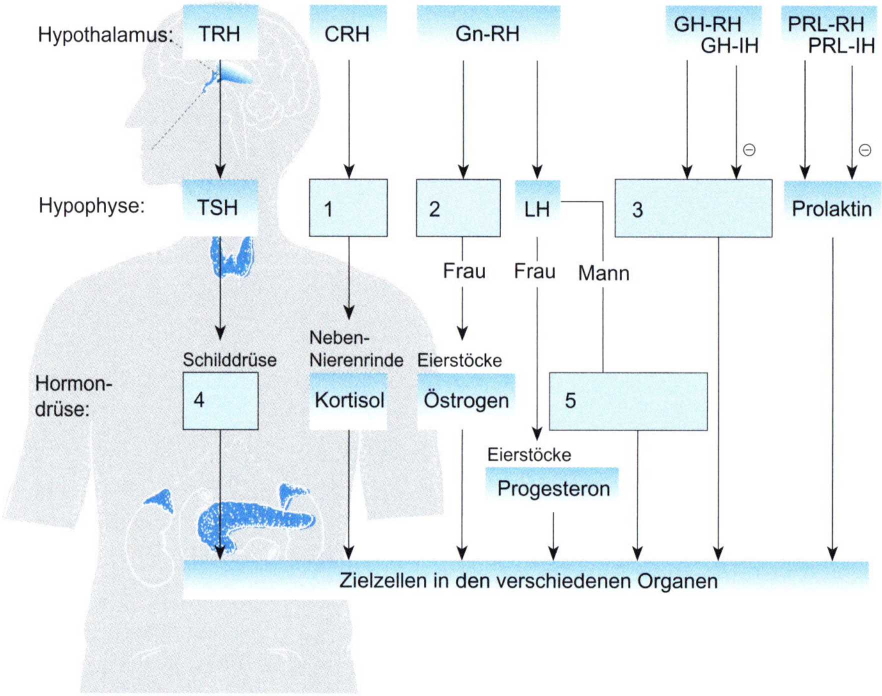

Aufgabe 6
MKK 11.4.2
BAP 11.4.2

Schilddrüsenerkrankungen

Welche Symptome kennzeichnen die Schilddrüsenüberfunktion (Hyperthyreose)?

a) Gewichtsabnahme
b) Teigige Schwellung der Haut (Myxödem)
c) Warme, feuchte Haut
d) Schneller Puls
e) Müdigkeit, Antriebsarmut
f) Schlaflosigkeit und innere Unruhe
g) Händezittern, Durchfall

Rachitis

Aufgabe 7
MKK 11.4.4
BAP 11.5

Mangelernährung und fehlende Sonnenbestrahlung führen bei Kindern zu der Mangelerkrankung Rachitis. Hierbei kommt es zu einer Erweichung und Verbiegung des Skeletts, vor allem von Brustkorb und Beinen. Welcher Substanzmangel ist für das Auftreten von Rachitis verantwortlich?

a) Kalzium
b) Kalzitonin
c) Vitamin-D-Hormon
d) Parathormon
e) Kortisol

Regulation des Blutzuckerspiegels

Aufgabe 8
MKK 11.5.3, 11.6.1
BAP 11.7.2, 17.9.5

Welche Hormone erhöhen den Blutzuckerspiegel?

a) Adrenalin
b) Glukagon
c) Kortison
d) Insulin
e) Wachstumshormon

Stressreaktion

Aufgabe 9
MKK 11.5.6
BAP 11.6.6

Welche Wirkungen hat Dauerstress auf den Körper?

a) Infektanfälligkeit
b) Schlafstörungen
c) Erhöhte Leistungsfähigkeit
d) Konzentrationsstörungen
e) Spannungskopfschmerz

Glukokortikoide

Aufgabe 10
MKK 11.5.3,
Abb. 11.16

Welches sind mögliche Nebenwirkungen einer Glukokortikoidtherapie?

a) Vollmondgesicht
b) Stammfettsucht
c) Tachykardie
d) Osteoporose
e) Diarrhö

Aufgabe 11 Diabetes mellitus

MKK 11.6
BAP 17.9.6

Welche der folgenden Aussagen sind richtig?

a) Der Typ-1-Diabetes macht 95 % aller Fälle von Blutzuckererkrankungen in Deutschland aus.
b) Die sogenannte Insulinresistenz ist ein wichtiger Faktor bei der Entstehung des Typ-2-Diabetes.
c) Man geht davon aus, dass bei Patienten mit Typ-1-Diabetes sowohl genetische Veranlagungen als auch Autoantikörperbildung im Zusammenhang mit Virusinfekten zur Zerstörung der B-Zellen des Pankreas führen.
d) Erste Beschwerden eines Typ-2-Diabetes können allgemeine Schwäche und Infektanfälligkeit sein.
e) Bei Frauen mit Schwangerschaftsdiabetes ist das Risiko für die spätere Entwicklung eines Typ-2-Diabetes erhöht.

Aufgabe 12 Diabetische Folgeerkrankungen

MKK 11.6.5,
Abb. 11.21
BAP 17.9.6

Welche der genannten Symptome können im Rahmen der typischen diabetischen Folgeerkrankungen auftreten? Wählen Sie aus (mehrere können richtig sein) und benennen Sie die jeweilige diabetische Folgeerkrankung, zu der das Symptom gehört.

a) Sensibilitätsstörung, Schmerzen und Lähmung an Armen und Beinen
....

b) Erblindung
....

c) Tiefe Hautgeschwüre an Fersen und Fußballen
....

d) Bandscheibenvorfall
....

e) Zerebrale und koronare Durchblutungsstörungen mit Auftreten von Schlaganfällen und Myokardinfarkt
....

f) Albuminausscheidung im Urin
....

12 Blut und Lymphe

Blutbestandteile

Aufgabe 1
MKK 12.1, Abb. 12.1
BAP 12.1

Bitte ordnen Sie zu:

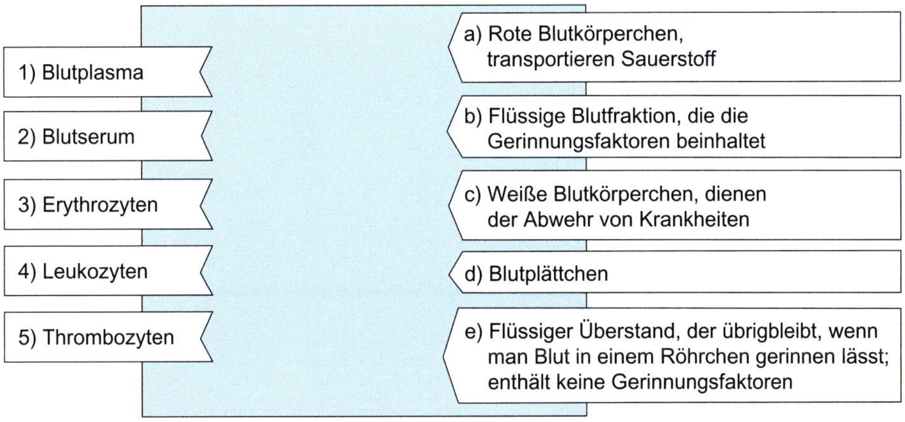

Aufgaben des Blutes

Aufgabe 2
MKK 12.1.1
BAP 12.1.1

Welche Aufgaben hat das Blut? Bitte kreuzen Sie die richtigen Angaben an.

a) Transportfunktion
b) Wärmeregulationsfunktion
c) Abwehrfunktion
d) Übertragung neuromuskulärer Impulse

Hämatopoese

Aufgabe 3
MKK 12.1.3, Abb. 12.3
BAP 12.1.3

Welche Aussagen treffen nicht zu?

a) Aus dem Megakaryozyten entstehen Thrombozyten.
b) Der Myelozyt ist ein Vorläufer der Monozyten.
c) Der Promonozyt ist eine Vorstufe eosinophiler, neutrophiler und basophiler Granulozyten.
d) Der Retikulozyt ist ein Vorläufer der Erythrozyten.

Aufgabe 4 Elektrophorese

MKK Abb. 12.4
BAP Abb. 12.6

Welcher der dargestellten Elektrophorese-Befunde ist …?

a) normal
b) Anzeichen für eine chronische Entzündung
c) Multiples Myelom

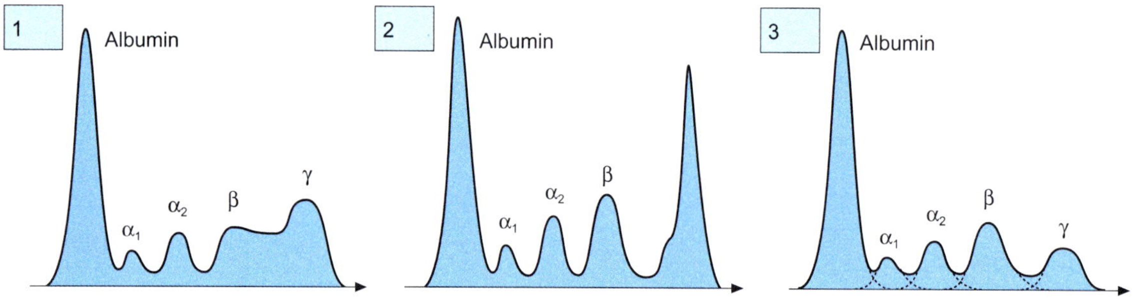

Aufgabe 5 Antikoagulation und Thrombolyse

MKK 12.5.8
BAP 12.4

Welche der folgenden Aussagen ist falsch?

a) Beim akuten Gefäßverschluss kann innerhalb der ersten Stunden versucht werden, das Gerinnsel mit fibrinolytischen Substanzen wie Streptokinase, Urokinase oder r-tPA wieder aufzulösen.
b) Wenn keine Lysebehandlung möglich ist (z. B. weil der Gefäßverschluss schon Tage zurückliegt oder Blutungsgefahr aufgrund von Zweiterkrankungen besteht), wird der Patient voll heparinisiert, z. B. 30.000 IE Heparin/24 h i. v.
c) Zum Schutz vor Thrombosen soll der Patient frühzeitig mobilisiert werden (mindestens 6 h am Tag aus dem Bett!). Gelingt dies nicht, sollte eine Low-dose-Heparinisierung mit 2 × 7.500 IE oder 3 × 5.000 IE Heparin s. c./Tag erfolgen.
d) Soll die Gerinnung langfristig herabgesetzt werden (z. B. zur Rückfallprophylaxe einer Lungenembolie), erhält der Patient Tabletten, die die Bildung von Gerinnungsfaktoren in der Leber hemmen, z. B. Marcumar®.
e) Die regelmäßige Kontrolle des Quick-Wertes unter Marcumar®-Therapie bzw. PTT und TZ unter Heparintherapie ist nicht erforderlich.

Das rote Blutbild

Aufgabe 6
MKK 12.2.5
BAP 12.2.6

Bitte ordnen Sie die folgenden Parameter den zugehörigen Normwerten zu.

1) Erythrozytenzahl
2) Hämoglobin-Konzentration
3) Hämatokrit

a) 42% (Frauen)
47% (Männer)

b) 11–16 g/dl (Frauen)
13–18 g/dl (Männer)

c) 4,6 Mio. (Frauen)
5,1 Mio. (Männer)

Eisen

Aufgabe 7
MKK 12.2.2
BAP 12.2.5

Lösen Sie bitte das folgende Silbenrätsel.

a – a – a – a – bin – chrom – de – de – der – du – e – fer – fer – ger – glo – häm – häm – häm – lass – men – num – o – o – o – o – phe – re – ri – rin – rin – ro – ryth – schaft – schwan – se – se – si – stru – tin – tion – to – trans – zyt

a) Das Eisen aus der Nahrung wird im .... resorbiert.
b) Eisen ist ein wichtiger Bestandteil von .... (roter Blutfarbstoff).
c) Das Protein .... transportiert das Eisen zu den Geweben.
d) Zunächst nicht benötigtes Eisen wird in Form von .... gespeichert.
e) Sind die Speicher voll, so wird Eisen als .... gespeichert.
f) Frauen können durch eine verstärkte .... Eisen verlieren.
g) Vermehrter Eisenbedarf besteht insbesondere bei Frauen in der ....
h) Bei der genetisch bedingten .... kommt es durch übermäßige Einlagerung von Eisen in Leber, Pankreas und Gelenke dort zu Schäden.
i) Die Erkrankung der primären Hämochromatose kann man durch einen regelmäßigen .... oder auch durch .... behandeln.

Aufgabe 8 Lymphatische Organe

MKK 12.6, Abb. 12.26
BAP Abb. 13.15

Bitte benennen Sie die auf der Abbildung gezeigten lymphatischen Organe.

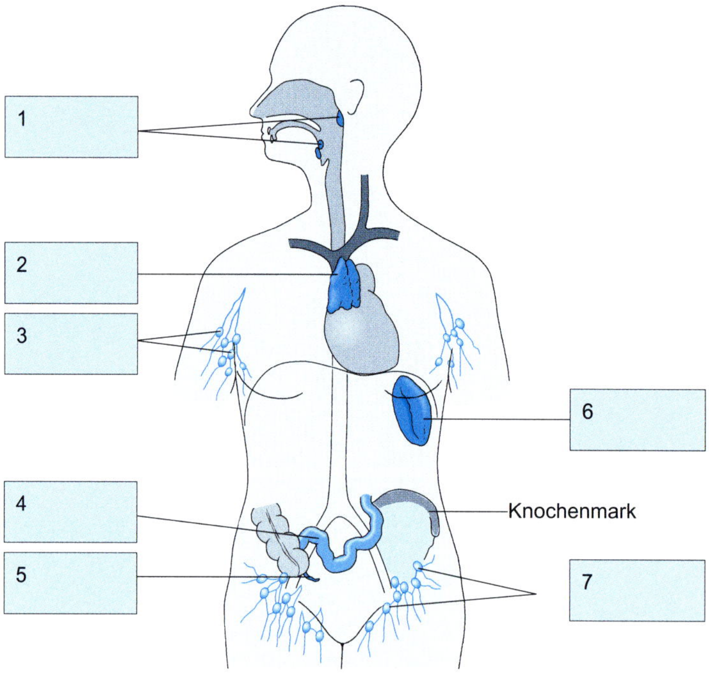

Aufgabe 9 Lymphödem

MKK 12.6.2
BAP 13.8.1

Welche der folgenden Aussagen sind falsch?

a) Wird der Lymphabfluss aus dem Gewebe unterbrochen, so staut sich Lymphflüssigkeit ins Gewebe zurück und erzeugt die als Lymphödem bezeichnete teigige Schwellung.
b) Zur Unterbrechung des Lymphflusses können z. B. Entzündungen, Tumoren sowie Radiotherapie und Entfernung von Lymphknoten führen.
c) Nach Entfernung der axillären Lymphknoten beim Mamma-Karzinom geht das durch den Tumor verursachte Lymphödem immer zurück.
d) Die von einem Lymphödem betroffenen Extremitäten sollten herabhängend gelagert werden.
e) Manuelle Lymphdrainage und das Tragen von Kompressionsstrümpfen an der betroffenen Extremität tragen zur Entstauung von Lymphödemem bei.

Blutstillung und -gerinnung

Aufgabe 10
MKK 12.5, Abb. 12.20
BAP 12.4, Abb. 12.17

Bitte ergänzen Sie den folgenden Text.

Nach der Verletzung eines Blutgefäßes stellt sich das Gefäß enger, eine V.........k.........tion findet statt. Danach lagern sich T...............zyten an und bilden an der verletzten Stelle einen Pfropf. Der Thrombozytenpfropf wird sodann durch F.............. vernetzt. In den vernetzten Thrombozytenpfropf wandern bald B........g............zellen ein und festigen den Thrombus.

Bitte benennen Sie nun die drei beschriebenen Phasen.

1) Ge...........re.......tion
2) Bl.........st..........ung
3) Ge.............ung

Blutgruppenbestimmung: Bedside-Test

Aufgabe 11
MKK 12.4.1–12.4.2, Abb. 12.16, Abb. 12.18
BAP 12.2.7–12.2.8, Abb. 12.13

Nachdem in der Blutbank Kreuzproben zur Bestimmung der Blutgruppe durchgeführt wurden, führt der Arzt unmittelbar vor einer Bluttransfusion noch einen Bedside-Test („Test am Bettrand") durch. Hierzu trägt er in den mit Antiserum (Anti-A, Anti-B, Anti-D) vorbehandelten Prüffeldern jeweils einen Tropfen Blut auf. Welche Blutgruppe hat die Patientin, deren Blut getestet wurde?

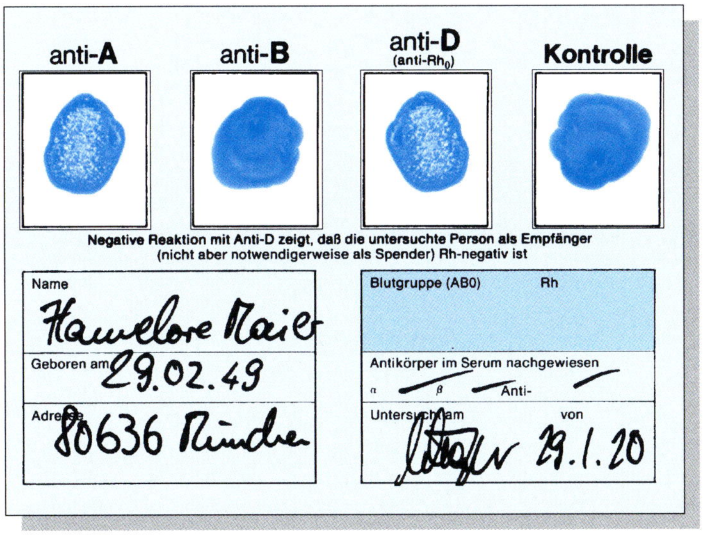

13 Immunsystem und Infektionen

Aufgabe 1 Schutzbarrieren des Körpers

MKK 13.2, Abb. 13.1
BAP 13.2.1, Abb. 13.1

Wo Krankheitserreger zum ersten Mal mit dem Körper in Kontakt kommen, ist der Körper durch Schutzbarrieren geschützt.

Welche Aussagen sind richtig?

Schutzfunktion haben:

a) Magensäure
b) Lysozym im Speichel und in den Tränen
c) Säuremantel der Haut
d) Physiologische Bakterienflora im Verdauungstrakt
e) Alle Aussagen sind richtig
f) Keine der Aussagen ist richtig

Aufgabe 2 Lymphatische Organe

MKK 13.1.2
BAP 13.1.2, Abb. 13.15

Bitte ordnen Sie zu:

1) Primär lymphatische Organe
2) Sekundär lymphatische Organe
a) Knochenmark
b) Lymphknoten
c) Thymus
d) Mandeln

Aufgabe 3 Botenstoffe des Immunsystems

MKK 13.1–13.4
BAP 13.1–13.5

Welcher der folgenden Stoffe gehört nicht zu den Botenstoffen des Immunsystems?

a) Interferone
b) Tumornekrose-Faktor (TNF)
c) Prostaglandine
d) Interleukine

Das Schlüssel-Schloss-Prinzip

Aufgabe 4
MKK 13.4.4
BAP 13.5.6

Worum handelt es sich bei dem „Schlüssel-Schloss-Prinzip“?

a) Ein Bakterium muss eine Wirtszelle finden, deren Oberfläche genau zu ihm passt. Dann kann es die Zelle zerstören.
b) Ein Erreger kann dann vernichtet werden, wenn es einen Antikörper gibt, der genau zum Antigen des Erregers passt.
c) Erst wenn der Antikörper und das Antigen des Erregers genau zusammenpassen, kommt es zum Ausbruch der Erkrankung.

Die vier Teilsysteme der Abwehr

Aufgabe 5
MKK Tab. 13.1
BAP Tab. 13.1

Bitte ordnen Sie die nachfolgenden „Bausteine“ der Immunabwehr ihrer Systemzugehörigkeit entsprechend zu.

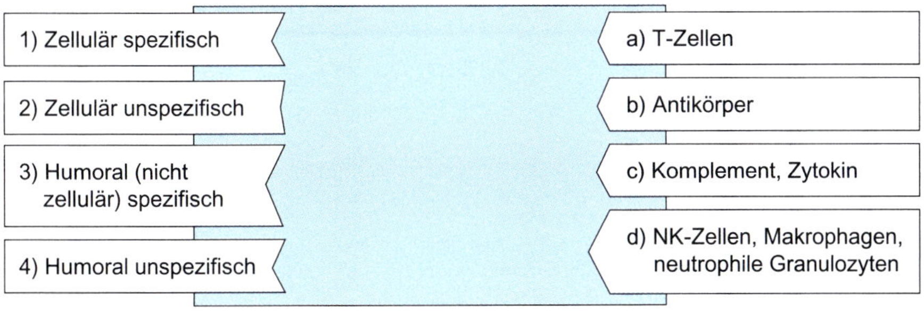

Immunzellen

Aufgabe 6
MKK 13.2.2, 13.4
BAP 13.2.2, 13.5

Prüfen Sie folgende Aussagen.
Welche trifft nicht zu?

a) T-Zellen gehören zu den Lymphozyten. Sie reifen im Thymus zu immunkompetenten Zellen heran.
b) Makrophagen sind eine sehr abwehrstarke Untergruppe der natürlichen Killerzellen (NK)
c) Das Phänomen der Opsonierung unterstützt den schnellen Zugriff von Phagozyten auf Fremdpartikel.
d) B-Zellen reifen im Knochenmark (engl. Bone-marrow) zu immunkompetenten Zellen der humoralen Abwehr heran.

Aufgabe 7 Aufbau eines IgG-Antikörpers

MKK 13.4.3, Abb. 13.7
BAP Abb. 13.10

Man spricht von der Y-Form des Antikörpers. Dieses Y hat folgende Elemente:

a) Antigenbindungsstellen
b) Leichte Kette
c) Verbindungsstellen
d) Schwere Ketten
e) Kontaktzonen für die Zusammenarbeit mit anderen Abwehrzellen

Bitte beschriften Sie das Modell des Antikörpers mithilfe dieser Informationen, indem Sie die Lösungsbuchstaben in die Kästchen eintragen.

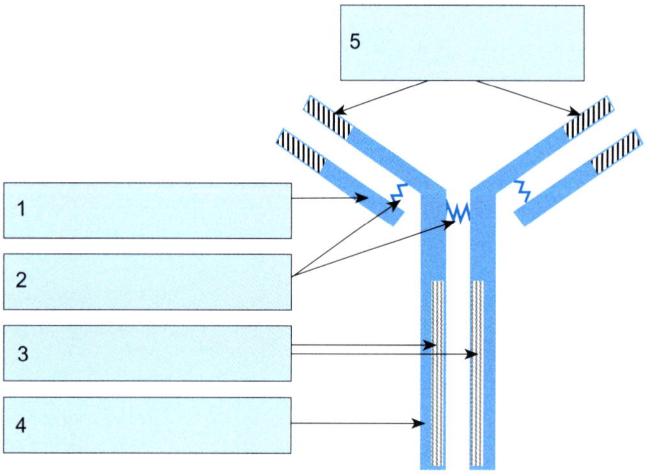

Aufgabe 8 Impfung

MKK 13.8.2
BAP 13.7

Bitte ordnen Sie zu:

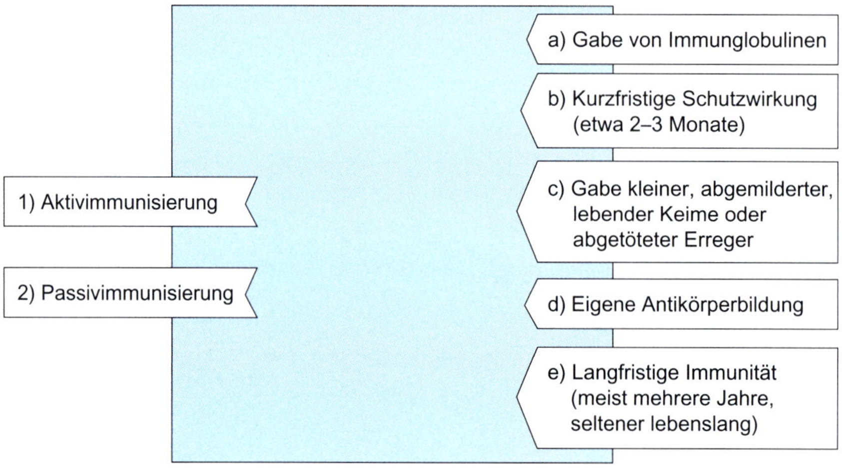

Impfkalender

Aufgabe 9
MKK Tab. 13.4

Die STIKO (Ständige Impfkommission) hat einen Impfkalender mit Empfehlungen für Deutschland erstellt. Ordnen Sie bitte richtig zu, in welchem Alter welche erste Grundimmunisierung vorgenommen werden soll.

1) 6 Wochen
2) 2 Monate
3) 11–14 Monate
4) Ab 12 Monaten

a) Mumps
b) Röteln
c) Masern
d) Poliomyelitis
e) Rotaviren
f) Meningokokken C
g) Tetanus
h) Diphtherie
i) Hepatitis B
j) Pertussis
k) Haemophilus influenzae
l) Windpocken
m) Pneumokokken

Aufgabe 10
MKK 13.9, Abb. 13.20

Die medizinisch wichtigsten Bakteriengruppen

Bitte benennen Sie die unten dargestellten Bakterien sowie jeweils zwei Infektionskrankheiten, für die sie verantwortlich sind.

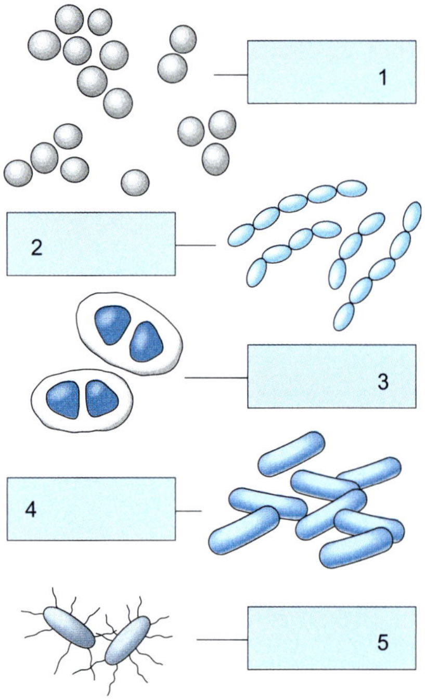

1) Erreger ....
Krankheit ....
Krankheit ....

2) Erreger ....
Krankheit ....
Krankheit ....

3) Erreger ....
Krankheit ....
Krankheit ....

4) Erreger ....
Krankheit ....
Krankheit ....

5) Erreger ....
Krankheit ....
Krankheit ....

Allergische Reaktionsformen

Aufgabe 11
MKK 13.6.1,
Abb. 13.12
BAP 13.9, Abb. 13.21

Silbenrätsel

a – al – gie – his – im – kine – kom – kom – kon – la – ler – ment – min – mun – na – phy – plan – ple – plex – ta – takt – tat – to – to – to – trans – xie – xisch – zy – zy

a) Im Rahmen einer allergischen Reaktion vom Soforttyp (Typ I) treten die Symptome der .... (Jucken, Ödeme, Blutdruckabfall, Konstriktion der Bronchien) innerhalb von wenigen Minuten oder gar Sekunden auf.
b) Die allergische Reaktion vom Soforttyp wird vor allem durch Ausschüttung von .... aus den Mastzellen ausgelöst.
c) Substanzen, die giftig oder zerstörerisch auf Zellen wirken, sind ....
d) Allergische Reaktionen treten häufig auf, nachdem der Betroffene ein neues Organ erhalten hat. Die Allergie richtet sich also gegen das ....
e) Verbindung aus Antigen und Antikörper: ....
f) Bei der allergischen Reaktion vom Typ III schädigen Immunkomplexe das Gewebe, nachdem sie das .... aktiviert haben.
g) Immunbotenstoffe, die unter anderem die Teilung und Aktivität von Lymphozyten regulieren, sind ....
h) Die Nickelallergie gehört zu den Typ-IV- oder Spätreaktionen. Sie ist eine ....

Infektionswege / Übertragungswege

Aufgabe 12
MKK 13.7.5

Welche Übertragungswege für Infektionen kennen Sie?

a) Sch.................... infektion
b) Tr...................... infektion
c) K .... infektion
d) Par .... Infektion
e) S .... Infektion

Aufgabe 13
MKK 13.7.3

Infektionslehre

Eine Infektion durchläuft mehrere Stadien. Prüfen Sie die aufgeführten Stadien. Eines fehlt. Welches ist es?

a) Invasionsphase
b) Krankheitsausbruch
c) Überwindungsphase
d) Dauerausscheidung
e) ....

Aufgabe 14
MKK 13.10

Infektionslehre / virale Infektionen

Bitte ergänzen Sie den folgenden Text über virale Infektionen.

Häufiger noch als von Bakterien werden Menschen von V................. befallen. Diese kleinsten mikrobiologischen Erreger werden auch als „Sonderform des Lebens" bezeichnet. Sie bestehen nur aus E................. und einer meist geometrisch geformten Vi...................lle, einen eigenen Stoff................. besitzen sie nicht. Um sich zu vermehren, müssen sie in eine W.............zelle eindringen und dort ihr Erbgut freisetzen. Das virale Erbgut wird in das Erbgut der Wirtszelle eingebaut, sodass die Wirtszelle gezwungen ist, tausendfach V...............tikel zu syn...............sieren und zu komplexen Viren zusammenzusetzen. Anschließend stirbt die Wirtszelle ab; die neuen Viren werden freigesetzt und i................zieren weitere Zellen.

Aufgabe 15
MKK 13.9, 13.14

Antibiotika und Antibiotikaresistenz

Welche der folgenden Aussagen sind richtig?

a) Antibiotika sind Medikamente, die gegen alle Erreger wie Bakterien, Pilze und Viren wirksam sind.
b) Mit Antibiotika können bakterielle Infektionen behandelt werden, wobei unterschiedliche Antibiotika gegen ein jeweils unterschiedliches Spektrum von Bakterien wirksam sind.
c) Antibiotika wirken immer sicher und töten alle Bakterien ab.
d) Bakterien können ihr Erbgut erweitern oder verändern und dann auf Antibiotika unempfindlich (resistent) werden.
e) Mithilfe einer Resistenzbestimmung können in der Therapie von bakteriell infizierten Patienten unwirksame gegen wirksame Antibiotika ausgetauscht werden.
f) Weltweit sterben jährlich etwa 25.000 Menschen an Infektionen aufgrund von Antibiotikaresistenzen.

Coronavirus-Infektion

Aufgabe 16
MKK 13.10.2
SARS-COV-2 und COVID-19

Welche der folgenden Aussagen sind falsch?

a) SARS-CoV-1 und SARS-CoV-2 sind die beiden einzigen bisher bekannten Coronaviren.
b) Coronaviren gehören zu den DNA-Viren.
c) Das SARS-CoV-2-Virus nutzt beim Eindringen in die menschlichen Zellen das Angiotensin-Converting-Enzym 2.
d) COVID-19-Erkrankte erhalten im Krankenhaus prophylaktisch Gerinnungshemmer, um einer Thrombenbildung in den Gefäßen vorzubeugen.
e) Eine 75%ige Durchimpfung der Menschen in Deutschland gegen SARS-CoV-2 reicht aus, um eine Herdenimmunität gegen COVID-19 sicherzustellen..

Komplikationen einer Sepsis

Aufgabe 17
MKK 13.7.2
BAP 15.3.7

Bitte ordnen Sie die Begriffe den entsprechenden Komplikationen zu.

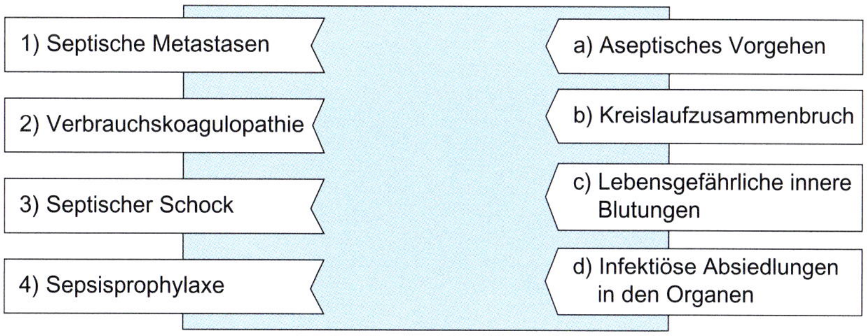

14 Herz

Aufgabe 1 Topografie des Herzens

MKK Abb. 14.3
BAP Abb. 14.3

Bitte setzen Sie die folgenden Bezeichnungen an die richtigen Stellen in der Abbildung.

a) Linke Herzkammer
b) Rechte Herzkammer
c) Linker Vorhof
d) Rechter Vorhof
e) Aortenbogen
f) Untere Hohlvene
g) Obere Hohlvene
h) Herzscheidewand
i) Lungenarterien
j) Mitralklappe
k) Trikuspidalklappe
l) Pulmonalklappe

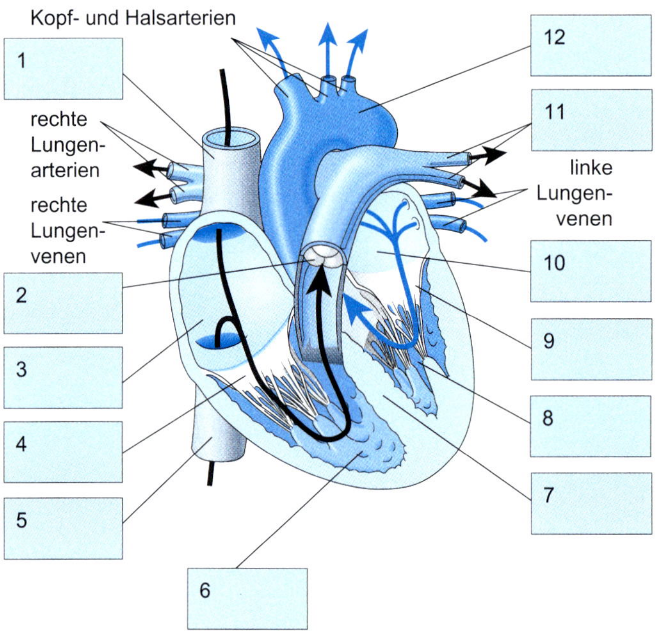

Aufbau der Herzwand

Aufgabe 2
MKK 14.3
BAP 14.3

Bitte ordnen Sie zu:

1) Endokard
2) Myokard
3) Epikard
4) Perikard

a) Muskelschicht des Herzens
b) Herzbeutel, der das Herz umschließt
c) Innenhaut, kleidet den gesamten Innenraum des Herzens aus
d) Außenhaut des Herzens

Herzzyklus und Herztöne

Aufgabe 3
MKK 14.4
BAP 14.4

Bitte füllen Sie die Lücken aus.

Das Herz des gesunden Menschen schlägt etwa .... mal in der Minute. Die Phase, in der sich der Herzmuskel kontrahiert und Blut auswirft, nennt man S................. Das Blut wird dabei in den L....................kreislauf und den K...............kreislauf gepumpt. Die Phase, in der der Hohlmuskel des Herzens wieder erschlafft und dabei erneut Blut ansaugt, heißt .... Den ersten Herzton hört man in der A........................sphase der Systole. Der zweite Herzton entsteht beim Zuschlagen der A..............- und P..............klappen am Ende der Austreibungsphase.

Das Reizleitungssystem des Herzens

Aufgabe 4
MKK 14.5, Abb. 14.19
BAP 14.5, Abb. 14.15

Bitte kennzeichnen Sie durch Ziffern (1, 2, 3, ...) die Reihenfolge der Erregungsausbreitung im Herzen.

AV-Knoten ....
Purkinje-Fasern ....
Sinusknoten ....
Kammerschenkel ....
His-Bündel ....

Aufgabe 5 Elektrokardiogramm (EKG)

MKK 14.5.5, Abb. 14.22
BAP 14.5.6

Im Folgenden sehen Sie ein normales EKG. Bitte ordnen Sie die einzelnen Elemente den Erregungsphasen des Herzens zu.

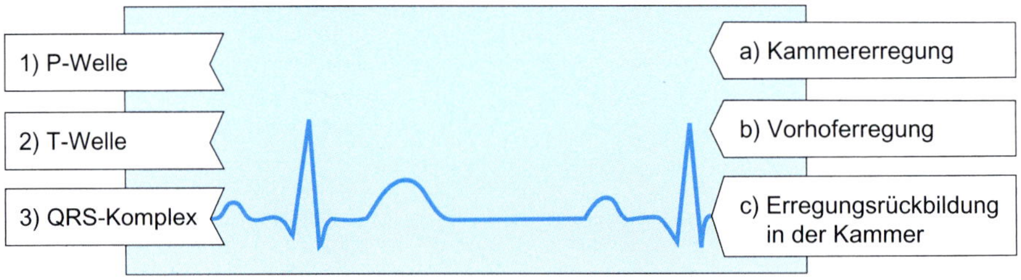

Aufgabe 6 Dauer des Herzzyklus

MKK 14.4, Abb. 14.22
BAP 14.4, Abb. 14.12

Können Sie sich erinnern, wie lange ein Herzzyklus dauert?

a) ca. 1–3 Minuten
b) ca. 0,8–1 Sekunden
c) ca. 4,5–6 Sekunden
d) ca. 2,0 bis 3,6 Sekunden

Aufgabe 7 Herzklappen

MKK 14.2.2, Abb. 14.7
BAP 14.2.2, Abb. 14.6

Welche Aussagen sind richtig?

a) Jede Herzklappe lässt sich vom Blutstrom nur in eine Richtung aufdrücken.
b) Aortenklappe und Pulmonalklappe werden auch AV-Klappen (Atrio-Ventrikular-Klappen) genannt.
c) Die rechte Segelklappe heißt Trikuspidalklappe, weil sie drei Segel (tri cuspis) besitzt.
d) Die Sehnenfäden, die an den Papillarmuskeln der Kammer ansetzen, verhindern ein Zurückschlagen der Taschenklappen.
e) Öffnet sich die Klappe nicht weit genug, spricht man von einer Klappenstenose. Schließt die Klappe nicht mehr dicht, so bezeichnet man dies als Klappeninsuffizienz.

Aufgabe 8 Herzleistung und ihre Regulation

MKK 14.6
BAP 14.6

Bitte ordnen Sie die folgenden Begriffe einander zu.

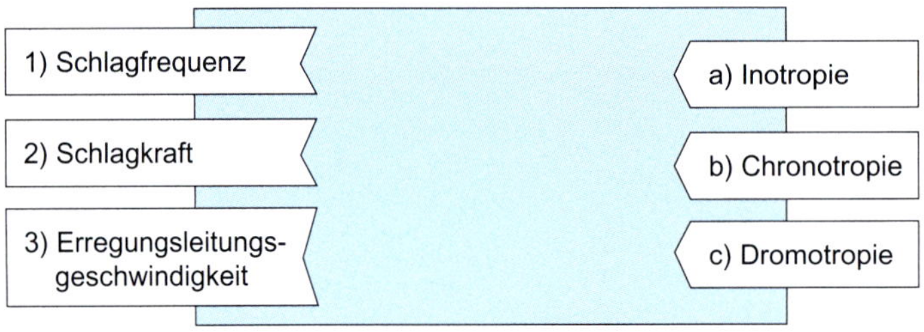

Die Herzkranzgefäße

Aufgabe 9
MKK 14.7
BAP 14.7

Prüfen Sie folgende Aussagen über die Herzkranzgefäße auf ihre Richtigkeit. Zwei Aussagen sind falsch. Welche?

a) Die Herzkranzgefäße haben die vorrangige Aufgabe, Blut in den Aortenbogen zu transportieren.
b) Die Herzkranzgefäße versorgen den Herzmuskel mit Blut. Sie sind die herzeigenen Gefäße.
c) Es gibt die linke Kranzarterie, die sich in einen seitlichen Ast und einen vorderen Ast aufteilt, sowie eine rechte Kranzarterie.
d) Bei Verschluss einer Herzkranzarterie stirbt das versorgte Gewebe ab. Ein Herzinfarkt entsteht.
e) Der Verschluss einer Herzkranzarterie ist nicht tragisch, da sich sofort neue Äste bilden und die Blutversorgung gewährleisten.

Gestörter Herzrhythmus – Vorhofflimmern

Aufgabe 10
MKK 14.5.8
BAP 14.5.9

Welche der folgenden Aussagen im Zusammenhang mit Vorhofflimmern sind richtig?

a) Vorhofflimmern ist eine häufige Herzsymptomatik bei jungen untrainierten Menschen, die sich körperlich überanstrengen.
b) Bei Patienten mit Vorhofflimmern lässt sich ein unregelmäßiger Puls tasten (absolute Arrhythmie).
c) Betroffene Patienten bemerken das Vorhofflimmern oft nicht, da die Vorhofaktion für Herzleistung und Kreislauf nicht bedeutend sind.
d) Das Schlaganfallrisiko erhöht sich unter Vorhofflimmern auf mindestens das 5-fache des normalen Risikos.
e) Eine Wiederherstellung des Sinusrhythmus erfolgt immer durch Verödung des auslösenden kardialen Gewebes (Ablationstherapie).

Gestörter Herzrhythmus – Kammerflimmern

Aufgabe 11
MKK 14.5.9, Abb. 14.26

Ein Patient hat Kammerflimmern. Die Situation ist lebensbedrohlich für ihn. Sie nehmen den Defibrillator. Zeichnen Sie ein, wo Sie die Elektroden aufsetzen.

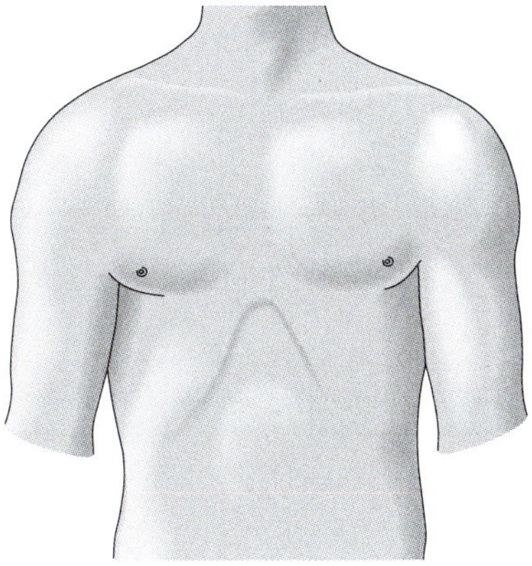

Aufgabe 12
MKK 14.7.2–14.7.3
BAP 14.7.2

Koronare Herzkrankheit und Herzinfarkt

Manchmal lässt sich aufgrund der klinischen Symptomatik nicht eindeutig eine Angina pectoris von einem Herzinfarkt unterscheiden. Wählen Sie unter den folgenden diagnostischen Hilfsmitteln diejenigen aus, die eine Unterscheidung annähernd zweifelsfrei ermöglichen.

a) Bestimmung des Blutbildes mit Leukozyten, Erythrozyten und Blutsenkungsgeschwindigkeit
b) Pulsfühlen
c) Schreiben eines Elektrokardiogramms
d) Befragen der Angehörigen nach der Vorgeschichte des Patienten
e) Laborbestimmung des kardialen Troponins im Blut
f) Untersuchung des Patientenurins auf Albumin

Aufgabe 13
MKK 14.5.5, Abb. 14.21
BAP 14.5.6, Abb. 14.16

EKG-Ableitung

Die EKG-Ableitung erfolgt üblicherweise über die Brustwand sowie über die Extremitäten. Dabei werden Elektroden auf der Haut des Thorax und an den Arm- und Fußgelenken befestigt. Um die exakte Positionierung der Elektroden zu vereinfachen, hat man sich auf bestimmte markante Orientierungsmerkmale und Farben von Elektroden geeinigt.

Bitte ordnen Sie zu:

1) 4. ICR (Interkostalraum)	a) Elektrode V6 (lila)
2) 5. ICR	b) Linker Arm
3) Axillarlinie	c) Elektrode V2 (gelb)
4) Medioclavicularlinie	d) Rechter Arm
5) Rote Extremitäten-Elektrode	e) Elektrode V1 (rot)
6) Gelbe Extremitäten-Elektrode	f) Linkes Bein
7) Grüne Extremitäten-Elektrode	g) Elektrode V4 (braun)
8) Schwarze Extremitäten-Elektrode	h) Rechtes Bein

15 Kreislauf und Gefäßsystem

Lungen- und Körperkreislauf

Aufgabe 1
MKK 15.2, Abb. 14.1, Abb. 15.7, Abb. 15.9, Abb. 15.10
BAP 15.2, Abb. 15.9, Abb. 15.10, Abb. 15.11

Bitte benennen Sie die großen Gefäße in der Abbildung.

a) Untere Hohlvene (V. cava inferior)
b) Obere Hohlvene (V. cava superior)
c) Aorta
d) Pfortader
e) Bauchaorta
f) A. iliaca communis
g) A. femoralis
h) A. carotis communis
i) Stamm der Lungenschlagadern (Truncus pulmonalis)

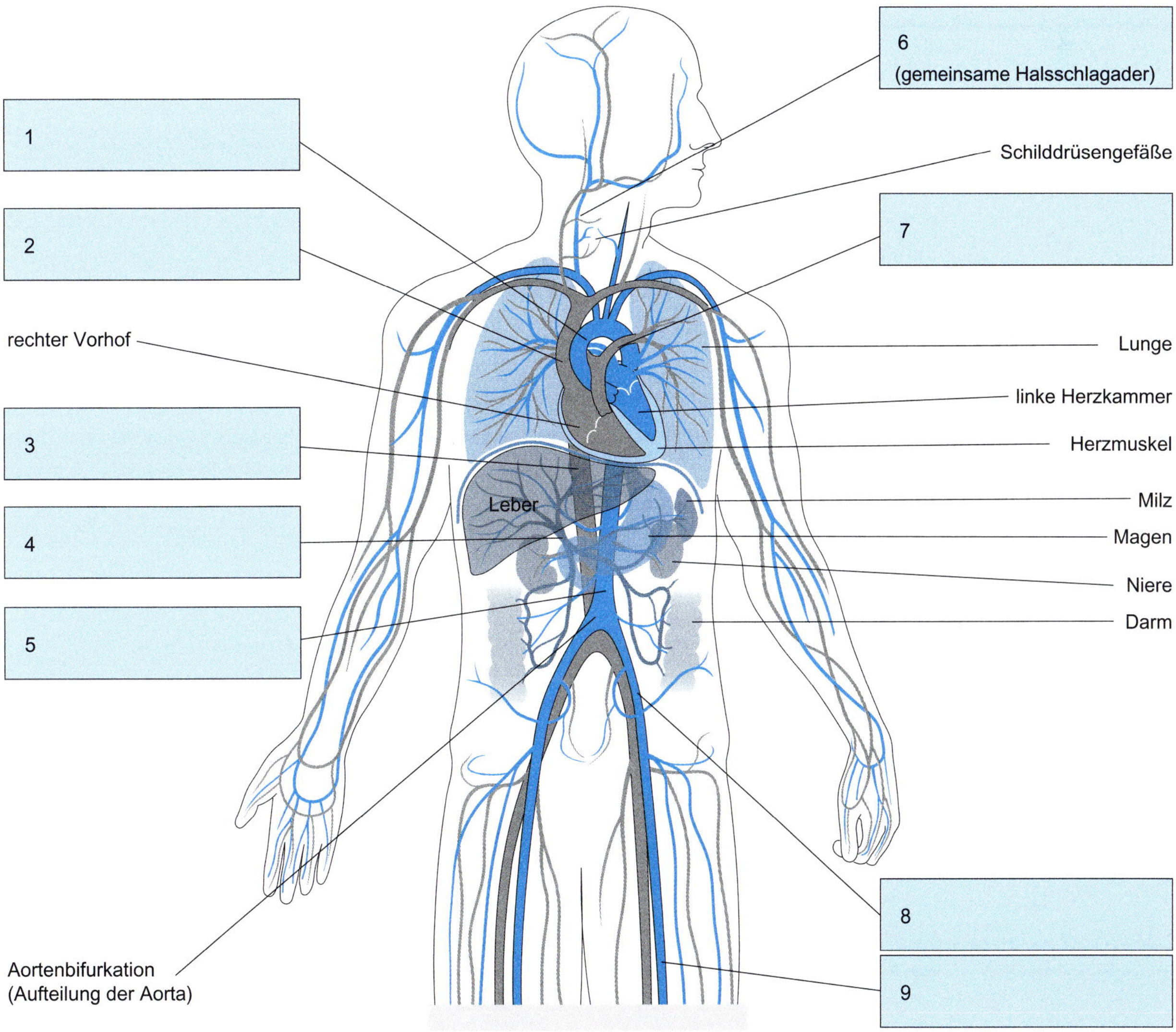

Aufgabe 2
MKK 15.1.2, 15.1.8
BAP 15.1

Gefäßtypen: Arterien und Venen

Bitte ordnen Sie den beiden Gefäßtypen die richtigen Eigenschaften zu.

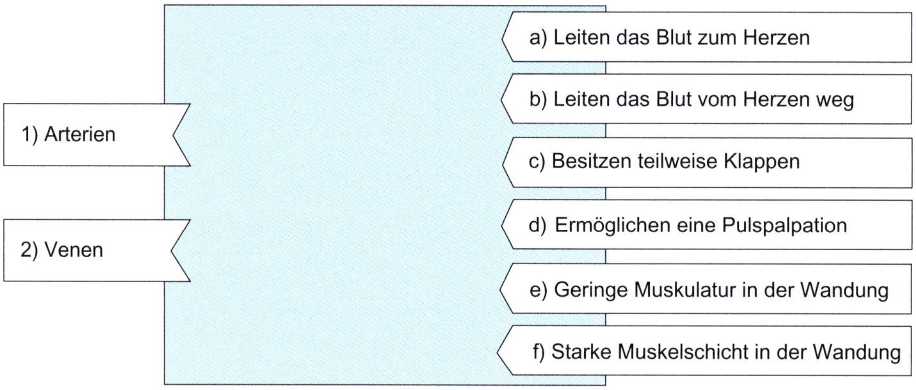

Aufgabe 3
MKK 15.2.3

Venöse Zugänge

Bitte ergänzen Sie die folgenden Sätze.

Für Blutentnahmen, I............nen oder i. v.-Medikamentengaben erfolgt eine Venenp........ oberflächlicher ....ip............ Venen. Soll ein venöser Zugang über Stunden oder Tage verbleiben, so wird eine V.........ü......... oder ....wei......... gelegt. Müssen wiederholt über einen längeren Zeitraum hoch konzentrierte Substanzen oder Substanzen, die die Venenwände schädigen, wie z. B. Z............, verabreicht werden, so wird ein K............system implantiert. Der Kurzname für ein häufig verwendetes System ist ....t. Hierbei wird unter lokaler Betäubung ein Katheter durch einen kleinen Schnitt unterhalb des rechten Schlüsselbeins C.......... in die Vena s.......... eingebracht und in die Vena c...... .....r vorgeschoben. Dieser Katheter wird dann mit dem zwischen Haut und Brustmuskel verankerten P..........gehäuse verbunden. Bei Bedarf kann dieses mit einer speziellen Nadel ....unk........ werden.

Aufgabe 4
MKK 15.3.4
BAP 6.4

Körperliche Arbeit

Welche Veränderungen im Organismus finden während körperlicher Arbeit statt?

a) Erhöhung von Herzfrequenz und Herzschlagvolumen
b) Vermehrte Durchblutung der Muskulatur
c) Produktion von aeroben Stoffwechselprodukten
d) Steigerung der Durchblutung von Nieren und Magen-Darm-Trakt
e) Steigerung des Atemminutenvolumens

Regelung der Blutverteilung

Aufgabe 5
MKK 15.3.3
BAP 15.3.4

Bitte ergänzen Sie den Text.

Ein Erwachsener hat etwa ein Blutvolumen von .... Litern, das bedarfsgerecht verteilt werden muss. Dazu ist ein ausreichend hoher Blutdruck erforderlich, der vom Körper mithilfe der Pr..........r.........toren in der Arterienwand gemessen wird. Plötzliche Aktivität der Muskulatur wird von einer G...........reaktion begleitet. Dabei werden aus dem Nebennierenmark A............. und Nor......................... ausgeschüttet, die das Herz sch................ und kr................ schlagen lassen. Die Gefäße von Haut und Bauchraum werden weniger, die Gefäße der Skelettmuskulatur stärker durchblutet. Nimmt das zirkulierende Blutvolumen ab, so wird A................sin II (verengt die Arterien) gebildet und Al............on (erhöht den Blutdruck) ausgeschüttet. Hauptaufgabe der Regulationsmechanismen ist die Sicherstellung der Durchblutung des G............ und des Rückenmarks, da Nervengewebe gegenüber Sauerstoffmangel besonders empfindlich ist. Auch muss die Sauerstoffversorgung von H.............., L.............. und N............... gewährleistet sein, da sie absolut lebensnotwendige Organe sind.

Ödeme

Aufgabe 6
MKK 15.1.7, Abb. 15.5
BAP 15.1.3

Es gibt fünf übergeordnete Ursachen für die Entstehung von Ödemen. Eine davon ist die Herzinsuffizienz. Bei den vier anderen gibt es noch jeweils unterschiedliche Faktoren, die die Ödementstehung in bedeutender Weise fördern. Ordnen Sie diese richtig zu.

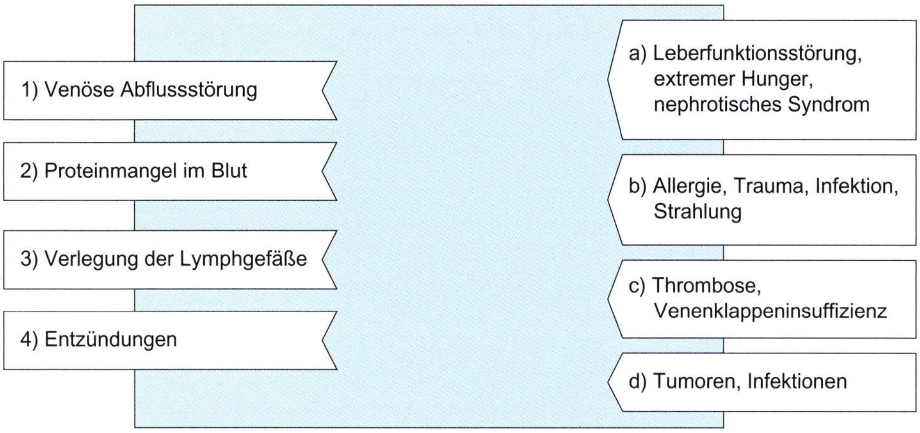

Aufgabe 7
MKK Abb. 15.9
BAP Abb. 15.10

Arterienpuls-Tastpunkte

Bitte zeichnen Sie ein, wo geeignete Tastpunkte zu finden sind. Schreiben Sie, wenn möglich, die Bezeichnung der jeweiligen Arterie dazu.

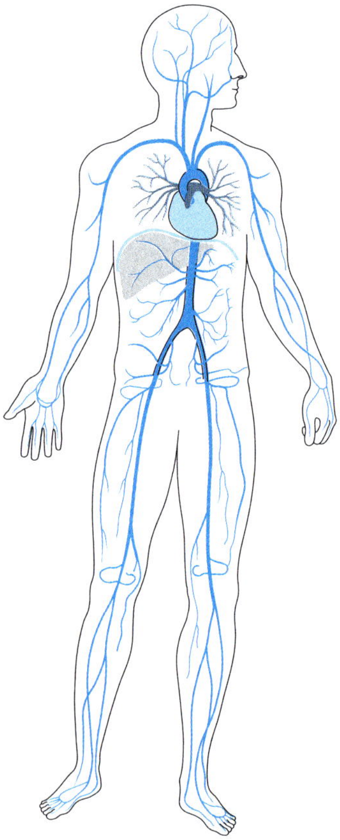

Aufgabe 8
MKK 15.3.5
BAP 15.3.2

Der Blutdruck

Bitte ordnen Sie zu:

1) Systolischer Wert

2) Diastolischer Wert

a) Entsteht, wenn der Herzmuskel erschlafft und der Druck in der Aorta abfällt

b) Entsteht, wenn das Herz sich kontrahiert und Blut auswirft

c) Beträgt bei gesunden jungen Erwachsenen in Ruhe etwa 120 mmHg

d) Beträgt bei gesunden jungen Erwachsenen in Ruhe etwa 80 mmHg

Die Blutdruckmessung

Aufgabe 9
MKK 15.3.5
BAP 15.3.2

Eine falsche Technik beim Blutdruckmessen führt zu falschen Ergebnissen. Prüfen Sie die folgenden Aussagen dazu. Welche ist richtig?

a) Eine zu breite Blutdruckmanschette bei schlanken Armen bewirkt, dass der Blutdruck zu hoch gemessen wird.
b) Eine zu schmale Blutdruckmanschette bei kräftigen oder dicken Armen bewirkt, dass der Blutdruck zu niedrig gemessen wird.
c) Hebt der Patient bei der Messung den Arm nur bis unter die Herzebene, so wird ein zu hoher Blutdruck gemessen.
d) Keine der Aussagen ist richtig.

Aufbau des Gefäßsystems

Aufgabe 10
MKK 15.1
BAP 15.1

Bitte lösen Sie zu diesem Thema das Kreuzworträtsel.

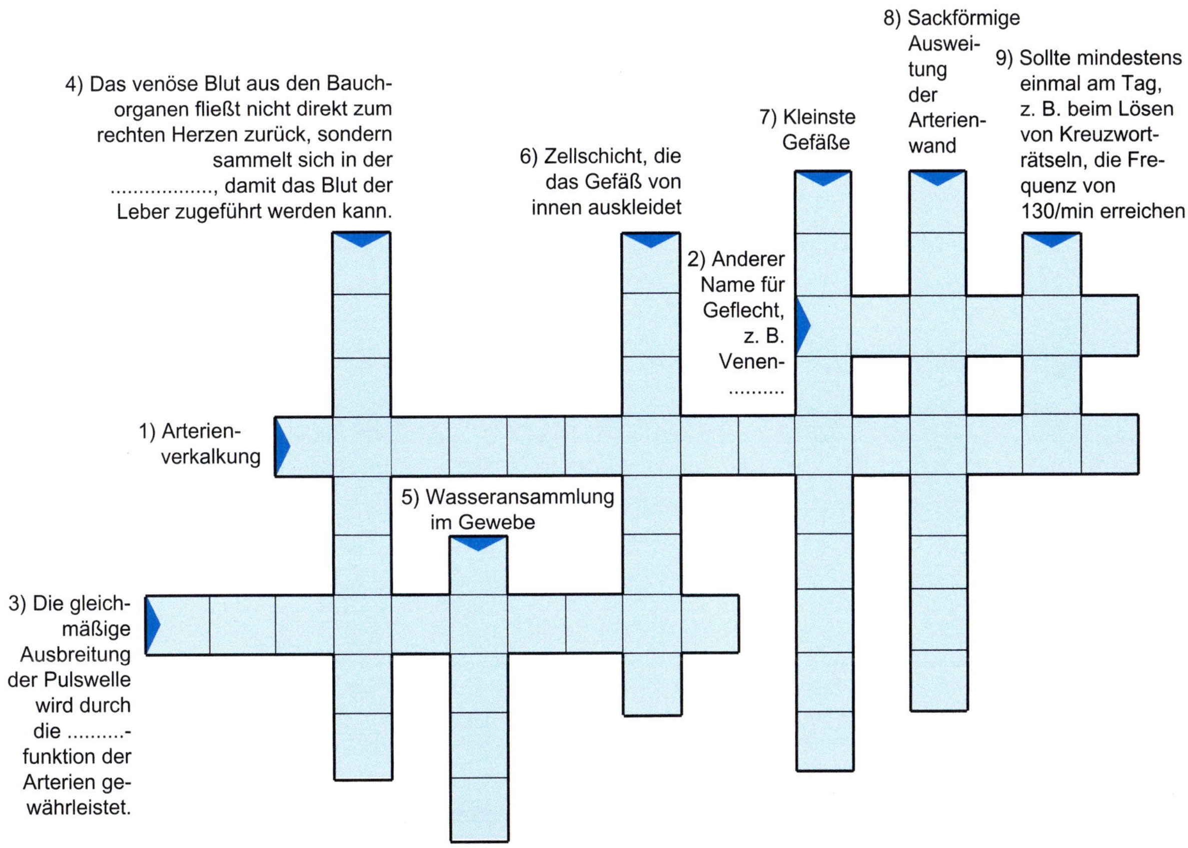

Aufgabe 11
MKK 15.1.4, 15.5

Veränderung von Gefäßen im Alter

Bitte ergänzen Sie den Text.

Druckschädigungen bei vorliegender Hy.........tonie sowie übermäßige Bildung von Sauerstoff............... und eine insgesamt ungünstige Zusammensetzung des Blutes bewirken in den arteriellen Gefäßen einen End..............lschaden. Es kommt zum Aufquellen des Gewebes, dem I.............ödem. Ist der LDL-Cholesterin-Spiegel erhöht, so nehmen die ortsständigen Makro............ (Fr......zellen) das LDL auf und wandeln sich zu fettigen Sch.............zellen. Sie sind Hauptbestandteil der arterio..................... Pl......q.........s, welche zudem von Bindegewebe überzogen werden. Wenn die Pl............ reißen, setzen sich Th.........yt..... in ihnen fest und bilden Blutge.................. (Thr................). Diese verengen den inneren Hohlraum der Gefäße immer mehr, sodass eine St.........se entsteht. Eine Einlagerung von Kalksalzen in die krankhaft veränderte Innenwand der Arterien (Int...........) bedingt eine zunehmende Verk.............g.

Aufgabe 12
MKK 15.1.4
BAP 15.1.2

Risikofaktoren für Gefäßerkrankungen

Welche sind die Hauptrisikofaktoren für Arteriosklerose bzw. für einen Herzinfarkt?

a) .... b) ....
c) .... d) ....

Aufgabe 13
MKK 15.4.1
BAP 15.3.6

Hypertensive Krise

Welche Aussagen zur hypertensiven Krise sind falsch?

a) Von einer hypertensiven Krise spricht man bei Blutdruckwerten von 150/100 mmHg.
b) Eine hypertensive Krise besteht bei Blutdruckwerten von über 220/120 mmHg.
c) Bei einem hypertensiven Notfall wird der Oberkörper des Patienten tief gelagert.
d) Während der hypertensiven Krise sollte der Patient durch Bewegung oder sportliches Training versuchen, den Blutdruck zu regulieren.
e) Es wird ein venöser Zugang gelegt und die Vitalzeichen kontinuierlich kontrolliert. Zur Blutdrucksenkung soll der Patient eine Kapsel Nifedipin (5–10 mg) zerbeißen.

16 Atmungssystem

Strukturen des Atmungssystems

Aufgabe 1
MKK Abb. 16.1
BAP Abb. 16.1

Bitte beschriften Sie die Abbildung mit folgenden Begriffen.

a) Luftröhre
b) Rechter Hauptbronchus
c) Kehldeckel
d) Linker Oberlappen der Lunge
e) Nasenhöhle
f) Rechter Mittellappen der Lunge
g) Kehlkopf (Larynx)
h) Linker Hauptbronchus
i) Rechter Oberlappen der Lunge
j) Rechter Unterlappen der Lunge
k) Linker Unterlappen der Lunge

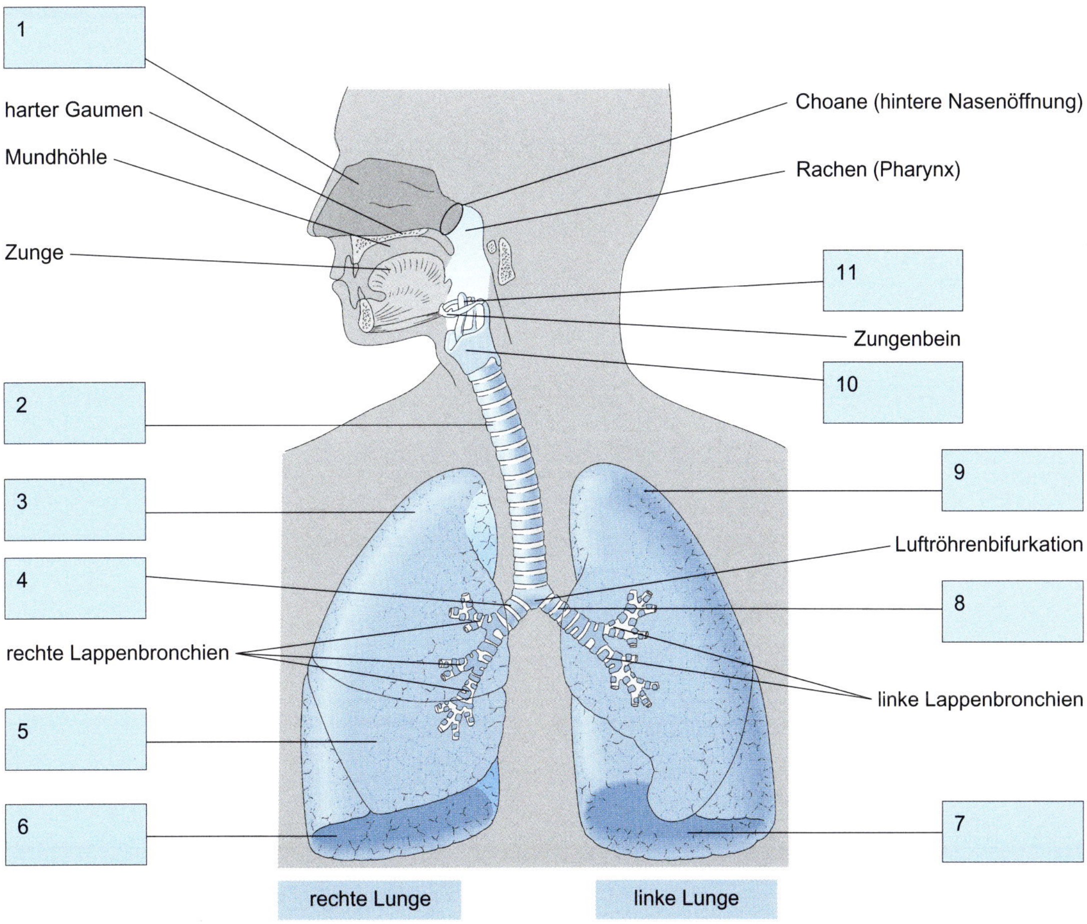

Aufgabe 2
MKK 16.1.2
BAP 16.1.2

Funktionen der Nasenhöhle

Welche Aussage trifft nicht zu?

Die Nasenhöhle dient …

a) der Erwärmung der Atemluft.
b) der Vorreinigung der Atemluft.
c) der Trocknung der Atemluft.
d) der Anfeuchtung der Atemluft.
e) der Beherbergung des Riechorgans.
f) als Resonanzraum für die Stimme.

Aufgabe 3
MKK 16.1.3
BAP 16.1.3

Nasennebenhöhlen

Welche Hohlräume gehören nicht zu den Nasennebenhöhlen?

a) Stirnhöhlen
b) Choanen
c) Kieferhöhlen
d) Siebbeinzellen

Aufgabe 4
MKK 16.3
BAP 16.3

Der Kehlkopf

Bitte ergänzen Sie den Text.

Der Kehlkopf (L...........x) verschließt die unteren L.........wege und ist Hauptorgan der St........b.......dung. Er lässt sich als Ad...............fel an der Vorderseite des Halses leicht tasten und erstreckt sich vom Zu.........g........d bis zur L...........röhre. Der größte Knorpel ist der Sch.........knorpel. An seinem Oberrand sitzt der K..........d..........el (Epig............is), der beim Sch..........akt eine wichtige Rolle spielt. Unter dem Schildknorpel folgt der siegelringförmige R.........knorpel. Er bildet die Basis für die sehr kleinen St...........knorpel, die für Stellung und Spannung der St..........b...........der verantwortlich sind.

Die Stimme

Aufgabe 5
MKK 16.3.2
BAP 16.3.2

Die Stimme ist ein für jeden Menschen charakteristisches Kennzeichen, da sie von vielen Faktoren beeinflusst wird.

Bitte ordnen Sie zu, wie wir auf die Stimmqualität Einfluss nehmen.

1) Lautstärke
2) Tonhöhe
3) Lautbildung (Artikulation)

a) Spannung der Stimmbänder
b) Unterschiedliche Stellungen von Zunge, Lippe, Mund, Nase, Rachen
c) Stärke des Luftstroms

Silbenrätsel zum Atmungssystem

Aufgabe 6
MKK 16.1–16.13
BAP 16.1–16.12

Bitte lösen Sie das Silbenrätsel.

a – ba – bän – der – fac – in – ka – la – me – pa – pie – pleu – ra – ro – ryngo – sko – spi – stimm – sur – tal – tant – tät – tem – ter – tion – trum – tu – vi – zen – zi

a) Gerät zum Prüfen der Lungenfunktion. ....
b) Soll sie gemessen werden, muss der Patient nach maximaler Einatmung möglichst viel Luft wieder ausatmen. ....
c) Oberflächenfaktor, der verhindern soll, dass die Lungenbläschen wie Seifenblasen platzen. ....
d) Von hier aus wird die Atmung gesteuert (liegt in der Medulla oblongata). ....
e) Sie beeinflussen die Tonhöhe der Stimme. ....
f) Spiegeluntersuchung des Kehlkopfes. ....
g) Muss künstlich beatmet werden, so wird ein Rohr durch den Mund in die Atemwege eingeführt. Wie heißt dieser Vorgang? ....
h) Gemeinsamer Begriff für Brustfell und Rippenfell. ....

Der Rachenraum

Aufgabe 7
MKK 16.2
BAP 16.2

Bitte prüfen Sie folgende Aussagen. Welche sind zutreffend?

a) Der Rachen ist ein schlauchförmiges Gebilde, das sich von der Schädelbasis bis zur Speiseröhre erstreckt.
b) Im Rachen kreuzen sich die Speise- und Luftwege.
c) Im Mundrachen liegt die Rachenmandel.
d) Im Nasenrachen liegen die Gaumenmandeln.

Aufgabe 8
MKK Abb. 16.19
BAP Abb. 16.17

Atemvolumina

Bitte beschriften Sie die Abbildung mit den Lösungsbuchstaben der folgenden Begriffe.

a) Residualvolumen
b) Atemzugvolumen
c) Totalkapazität
d) Inspiratorisches Reservevolumen
e) Vitalkapazität
f) Exspiratorisches Reservevolumen

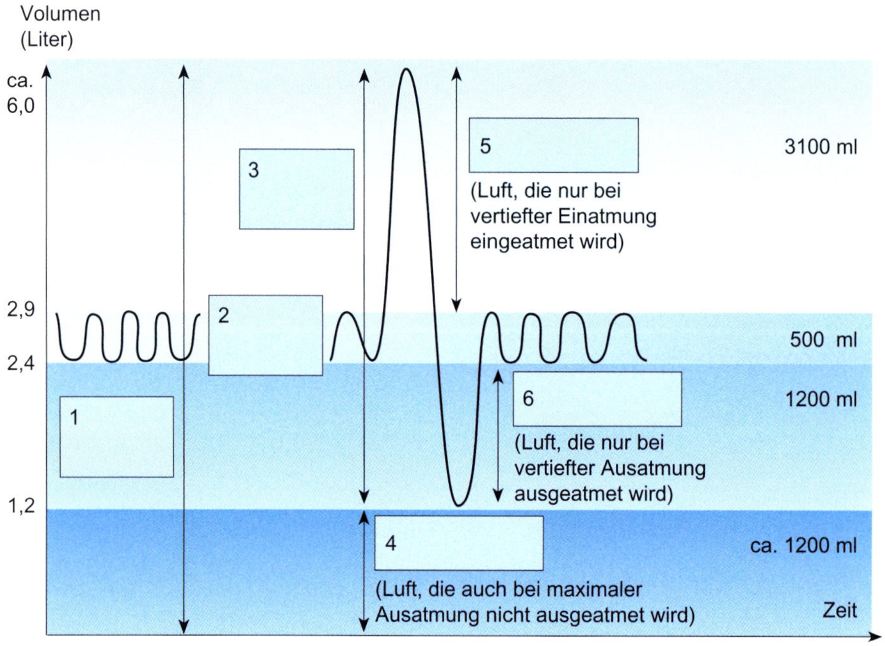

Aufgabe 9
MKK 16.11.7

Das Schlaf-Apnoe-Syndrom

Eine der folgenden Aussagen trifft nicht zu. Welche ist es?

a) Schnarchen ist nicht nur eine lästige Bagatelle, sondern kann ein Hinweis darauf sein, dass der Schnarcher während des Schlafes mit Sauerstoff unterversorgt ist.
b) Bei 10 % der Männer und 4 % der Frauen führt eine Verlegung der oberen Atemwege während des Schlafes zu einer Apnoe.
c) Therapeutischer Alkoholgenuss am Abend (TAA) entspannt die Muskulatur, führt so zu einem verbesserten Schlaf und beugt dem Schlaf-Apnoe-Syndrom vor.
d) Lassen sich die Risiken für das Schlaf-Apnoe-Syndrom, wie z. B. Übergewicht, nicht vermeiden, so kann eine nächtliche Beatmung über eine sogenannte CPAP-Maske erfolgen, die durch einen kontinuierlichen Luftdruck das Zusammenfallen der oberen Atemwege verhindert.
e) Das unbehandelte Schlaf-Apnoe-Syndrom ruft einen pulmonalen Hochdruck hervor, der wiederum eine Rechtsherzbelastung nach sich zieht.

Atemmechanik

Aufgabe 10
MKK Abb. 16.18
BAP Abb. 16.15

Betrachten Sie die Abbildung und teilen sie die folgenden Aussagen und Begriffe richtig zu.

a) Exspiration
b) Die äußeren Zwischenrippenmuskeln kontrahieren sich und heben den Brustkorb an. Das Thoraxvolumen nimmt zu.
c) Das Zwerchfell entspannt sich, die Zwerchfellkuppel wird angehoben.
d) Das Zwerchfell kontrahiert sich, die Zwerchfellkuppel wird abgesenkt.
e) Inspiration
f) Die inneren Zwischenrippenmuskeln kontrahieren sich und senken den Brustkorb. Das Thoraxvolumen nimmt ab.

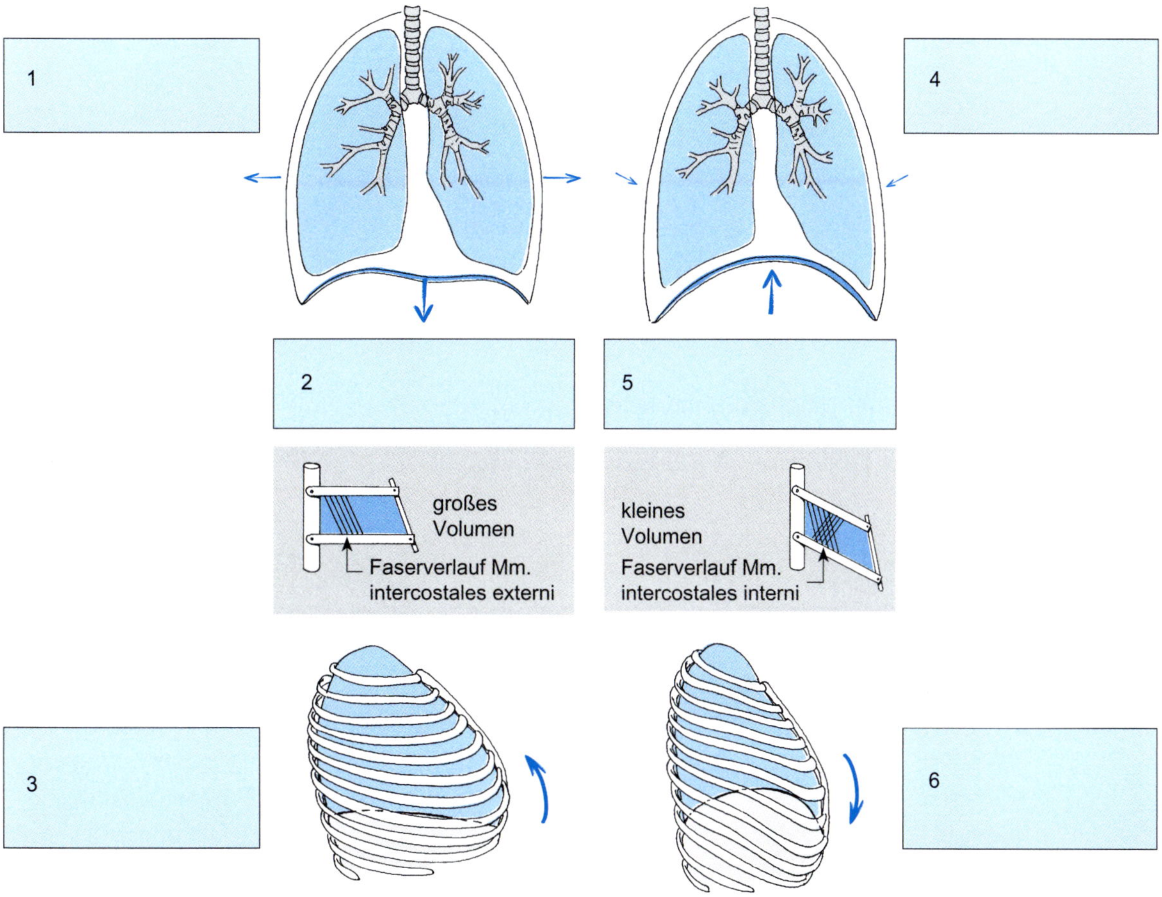

Aufgabe 11 Gasaustausch in den Alveolen

MKK Abb. 16.21
BAP Abb. 16.19

Was geschieht in den Alveolen?

Bitte tragen Sie die jeweils richtigen Lösungsbuchstaben in die Abbildung ein.

a) Ein- und Ausatmung (Mund—Trachea—Lunge—Trachea—Mund)
b) CO_2-reiches, O_2-armes Blut wird in die Lunge transportiert
c) O_2-reiches Blut wird wieder dem Körperkreislauf zugeführt
d) CO_2 wandert aus der Kapillare durch die Alveolarwand in die Luft, die später ausgeatmet wird
e) O_2 der eingeatmeten Luft wandert durch die Alveolarwand in das Kapillarblut, wo es an Hb gebunden wird

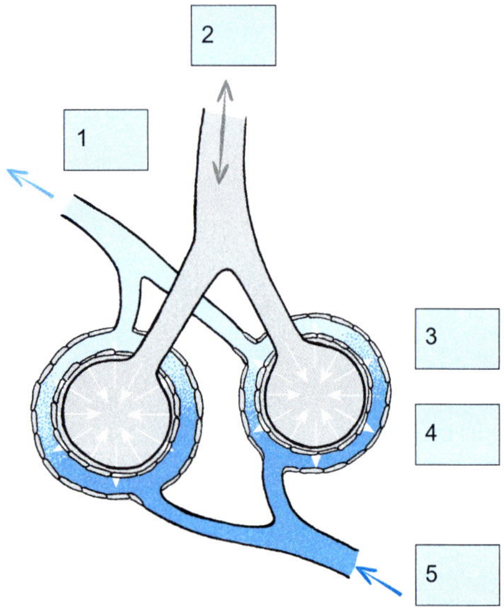

Aufgabe 12 Pneumonie und Prophylaxe

MKK 16.11.1
BAP 16.7

Bitte ergänzen Sie den folgenden Text zur Vorbeugung und Therapie der Lungenentzündung.

Vor allem ältere und bettlägerige Menschen sind gefährdet, an einer Pn..............nie (oder Lu..........ent........ung) zu erkranken. Symptome sind hohes F..............., Ta..........k.......die, schnelle, oberflächliche At...............g, Hu.........r......z und Aus...........f. Wenn das Rippenfell mitbeteiligt ist, kann die Ein- und Ausatmung schmerzhaft sein; man spricht von einer Pl..........itis. Therapeutisch gibt man S.............stoff und A.....................ka; in schweren Fällen ist manchmal eine künstliche Beatmung erforderlich. Wichtigste pflegerische Maßnahme, auch zur Vorbeugung, ist die regelmäßige At.......g................tik. Ein starker Atemreiz wird durch das Abkl............en erzeugt; zusätzlich soll die Atmung mit At.......tr..........ingsgeräten gefördert werden. Darüber hinaus kommen ggf. Vib...............kl...........massagen und en.......tr.........ale Absaugung zum Einsatz.

Chronisch obstruktive Lungenerkrankung (COPD)

Aufgabe 13
MKK 16.11.3

Prüfen Sie bitte die folgenden Aussagen. Welche treffen zu?

a) Am Anfang der Entwicklung einer COPD steht meist der „Raucherhusten" (etwa 80 % der Patienten mit COPD sind Raucher), bei dem allmorgendlich weißlicher Schleim abgehustet wird.
b) Allmählich werden die entzündlichen Veränderungen in den Bronchien des Rauchers chronisch und verengen die Atemwege, sodass aus einer chronischen Bronchitis eine chronisch-obstruktive Bronchitis wird.
c) Ist die chronische Bronchitis einmal in die COPD übergegangen, so kommt es nicht mehr zu Atemwegsinfekten, da die Lunge nun gleichsam „ausgebrannt" ist.
d) Behält der COPD-Patient das Rauchen bei, so wird das Lungengewebe weiterhin angegriffen und es entsteht mit der Zeit ein Lungenemphysem mit Untergang der Alveolen.
e) Der Lungenumbau führt zu einem erhöhten Strömungswiderstand im Lungenkreislauf, der wiederum das sogenannte Cor pulmonale zur Folge hat, das sich durch eine Linksherzinsuffizienz auszeichnet.

Künstliche Beatmung

Aufgabe 14
MKK 16.12
BAP 16.3, 16.4

Bitte ordnen Sie den jeweiligen Zugangsweg bei der künstlichen Beatmung den entsprechenden Beschreibungen zu.

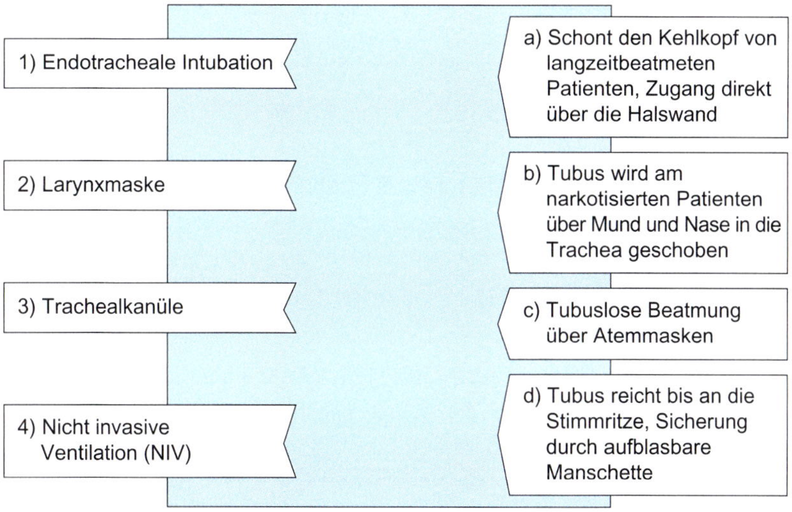

17 Verdauungssystem

Aufgabe 1 Der Verdauungstrakt

MKK Abb. 17.1
BAP Abb. 17.1

Benennen Sie bitte die Organe auf der Abbildung.

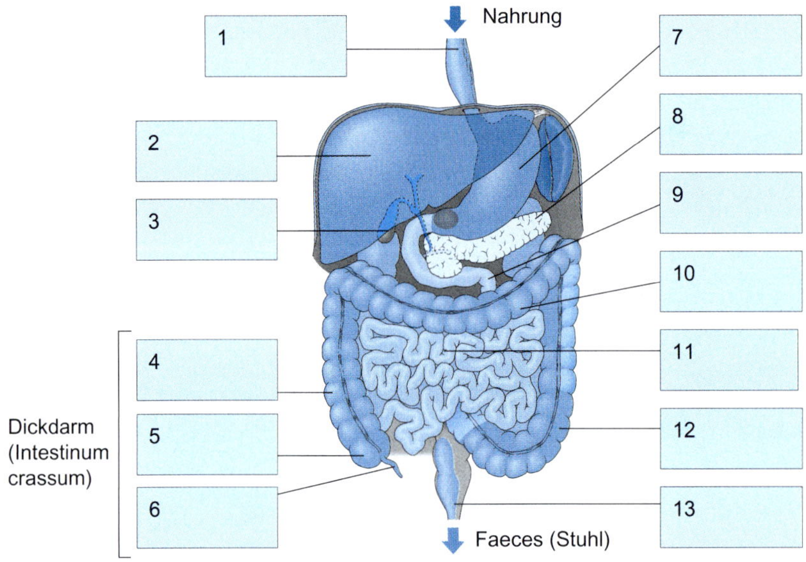

Aufgabe 2 Flüssigkeitsumsatz im Verdauungstrakt

MKK 17.1.1
BAP 17.1.3

Welche Aussagen treffen nicht zu?

a) In etwa nimmt ein Mensch täglich zwei Liter Flüssigkeit in Form von Getränken und über den Wassergehalt der Nahrung auf.
b) Der Mensch nimmt normalerweise insgesamt täglich etwa einen Liter Flüssigkeit auf, von dem anteilig die größte Menge durch den Wassergehalt der verspeisten Nahrungsmittel zustande kommt.
c) 50 % der Verdauungssekrete werden im Dünndarm, 20 % im Dickdarm rückresorbiert. Der Rest wird mit dem Stuhl ausgeschieden.
d) Ungefähr 95 % des Flüssigkeitsvolumens der Verdauungssekrete werden im Dünndarm, 3 % im Dickdarm resorbiert. Weniger als 2 % werden mit dem Stuhl ausgeschieden.
e) Im Verdauungstrakt werden täglich etwa insgesamt zehn Liter Flüssigkeit umgesetzt, von denen etwa acht Liter auf die Verdauungssekrete entfallen.

Soor der Mundschleimhaut

Aufgabe 3
MKK 17.2.4

Bitte ergänzen Sie den folgenden Text zum Thema Soor.

Der Soor der Mundschleimhaut ist eine P........infektion. Der Erreger heißt C........... alb........ Die Infektion äußert sich durch w.......... Beläge im Mund, vor allem auf der Z........... Diese Infektion muss mit lokalen A........m............... behandelt werden.

Das Peritoneum

Aufgabe 4
MKK 17.1.3
BAP 17.1.3

Welche Aussage ist falsch?

a) Der Bauchraum ist von einer spiegelglatten Haut, dem Bauchfell oder Peritoneum, ausgekleidet.
b) Das die Wände der Bauchhöhle auskleidende Bauchfell heißt Peritoneum parietale. Der Teil, der die Bauchorgane überzieht, heißt Peritoneum viscerale (viscera = Eingeweide).
c) Die Organe, die von allen Seiten mit Peritoneum bedeckt sind, liegen im Peritoneum, also intraperitoneal.
d) Die Organe, die nur an der Vorderseite von Peritoneum bedeckt sind, liegen hinter dem Bauchfell, also retroperitoneal (z. B. die Bauchspeicheldrüse).
e) Alle Bauchorgane liegen intraperitoneal.

Das akute Abdomen

Aufgabe 5
MKK Abb. 17.5

Beim „akuten Abdomen“ handelt es sich um einen Notfall, an dem die Bauchorgane beteiligt sind. Typisch sind starke Schmerzen im Bauchraum. Was kann sich hinter einem „akuten Abdomen“ verbergen? Kreuzen Sie die vier richtigen Antworten an.

a) Obstipation (Verstopfung)
b) Akute Appendizitis (Blinddarmentzündung)
c) Perforiertes (durchgebrochenes) Magengeschwür
d) Nabelentzündung
e) Gallensteineinklemmung
f) Akute Pankreatitis (Bauchspeicheldrüsenentzündung)
g) Meteorismus (Blähungen)

Das Erwachsenengebiss

Aufgabe 6
MKK 17.2.2
BAP 17.2.2

Welche Aussagen treffen zu?

a) Das Erwachsenengebiss hat insgesamt 36 Zähne.
b) Das Erwachsenengebiss hat insgesamt 32 Zähne.
c) Pro Kiefer hat das Gebiss des Erwachsenen zwei Schneidezähne und vier Backenzähne.
d) Pro Kiefer hat das Gebiss des Erwachsenen vier Schneidezähne und vier Backenzähne.
e) Jeder gesunde Erwachsene hat oben und unten jeweils drei Mahlzähne.

Aufgabe 7
MKK 17.2.7
BAP 17.2.6, 17.3

Der Schluckakt

Bitte bringen Sie die Aussagen zum Ablauf des Schluckaktes in die richtige Reihenfolge.

1) Der Nasen-Rachenraum wird durch Anheben des Gaumensegels und gleichzeitige Kontraktion der Rachenwand abgedichtet.
2) Die Zunge schiebt die Nahrung nach hinten in den Rachen.
3) Mit dem Verschluss des kreuzenden Atemweges kommt es zu einer Kontraktionswelle der Rachenmuskulatur.
4) Durch Kontraktion der Mundbodenmuskulatur verschließt sich der Kehlkopfeingang, sodass der Nahrungseintritt in die Luftröhre verhindert wird.
5) Die Auslösung des reflektorischen Schluckvorgangs erfolgt durch Reizung entsprechender Sinneszellen.

Aufgabe 8
MKK 17.3.3

Ösophagus-Erkrankungen

Bitte ordnen Sie zu:

1) Refluxösophagitis	a) Krampfadern in der Speiseröhre
2) Ösophagusvarizen	b) Entzündung der Speiseröhre durch Rückfluss von Magensaft in die Speiseröhre bei unzureichendem Schluss des Magenmundes
3) Ösophaguskarzinom	c) Angeborener Verschluss der Speiseröhre
4) Ösophagusatresie	d) Bösartige Entartung des Plattenepithels in der Speiseröhre, u.a. begünstigt durch Alkohol

Aufgabe 9
MKK 17.4
BAP 17.4

Der Magen

Silbenrätsel

a – ant – be – da – dia – ga – kar – kor – kus – leg – len – lo – pus – py – rus – schmerz – spät – stri – tis – ul – zel – zi

a) Magenmund ....
b) Magenkörper ....
c) Magenpförtner ....
d) Bildungsort der Salzsäure ....
e) Entzündung der Magenschleimhaut ....
f) Umschriebener Gewebedefekt, der die Schleimhaut in ganzer Tiefe erfasst ....
g) Säure bindende Pharmaka ....
h) Typische Beschwerden beim Ulkus des Duodenums (Zwölffingerdarm) ....

Der Magenpförtner (Pylorus)

Aufgabe 10
MKK 17.4.6
BAP 17.4.5

Die Geschwindigkeit der Magenentleerung hängt von der Zusammensetzung der Nahrung ab. Bitte ordnen Sie zu, wie lange die verschiedenen Nahrungsmittel im Magen verweilen.

1) < 1 Stunde	a) Eier, Braten, Gemüse
2) 1–2 Stunden	b) Brot
3) 3–4 Stunden	c) Getränke (Saft, Tee)
4) 5–6 Stunden	d) Weihnachtsgans, fette Wurst

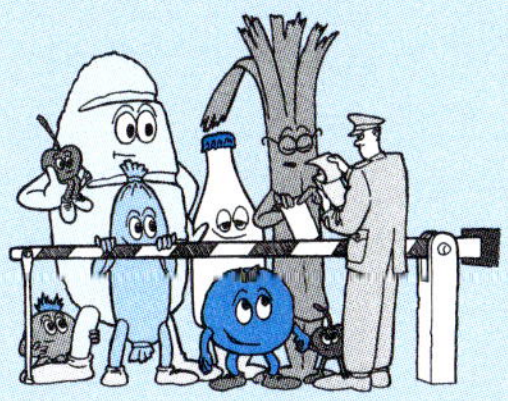

Ulkus

Aufgabe 11
MKK 17.4.7

Welche Aussagen treffen nicht zu?

a) Ein Ulkus kann sich im Magen (Ulcus ventriculi), aber auch im Zwölffingerdarm (Ulcus duodeni) bilden.
b) Das akute Ulkus ist in der Regel ein einmaliges Ereignis, das z. B. durch ungewohnten Stress ausgelöst wird.
c) Bei der sogenannten Ulkuskrankheit treten wiederholt und über längere Zeit immer wieder neue Ulzera auf.
d) Immer wenn eine Besiedlung der Magenschleimhaut mit dem Keim Helicobacter pylori vorliegt, dann entwickelt sich auch eine Ulkuskrankheit.
e) Allein eine Besiedlung mit Helicobacter pylori reicht nicht zur Ulkusentstehung aus. Wichtige weitere Faktoren müssen hinzukommen, wie Stress, Rauchen, Behandlung mit nichtsteroidalen Antirheumatika (NSAID), auch in Kombination mit Glukokortikoiden.
f) Das Ulcus ventriculi ist eine Erkrankung jüngerer Männer, das Ulcus duodeni tritt häufiger im höheren Lebensalter auf.
g) Das Magenulkus macht sich charakteristischerweise durch einen Sofortschmerz nach Nahrungsaufnahme, das Zwölffingerdarmgeschwür durch einen Spätschmerz etwa zwei Stunden nach Nahrungsaufnahme bemerkbar.

Aufgabe 12 Das Magenkarzinom

MKK 17.4.7

Welche Aussagen treffen nicht zu?

a) Das Magenkarzinom kommt relativ selten vor.
b) Ein Fünftel aller bösartigen Tumoren betreffen den Magen.
c) Die Prognose ist schlecht, da der Tumor sehr früh metastasiert.
d) Als Therapie kommt nur die operative Entfernung des Magens infrage, da Strahlen- und Chemotherapie erfolglos sind.
e) Die Diagnose wird durch Endoskopie sowie histologische Untersuchung von Magengewebe gesichert.
f) Die Diagnose erfolgt allein aufgrund der Schilderung der Beschwerden (Appetitlosigkeit und häufige Magenbeschwerden).

Aufgabe 13 Gallenwege und Pankreasgang

MKK Abb. 17.34
BAP Abb. 17.27

Bitte beschriften Sie die Abbildung mithilfe folgender Begriffe.

a) Papille (Papilla duodeni maior)
b) Duodenum
c) Ductus hepaticus communis
d) Gallenblasengang (Ductus cysticus)
e) Pankreasgang (Ductus pancreaticus)
f) Gallenblase
g) Ductus choledochus

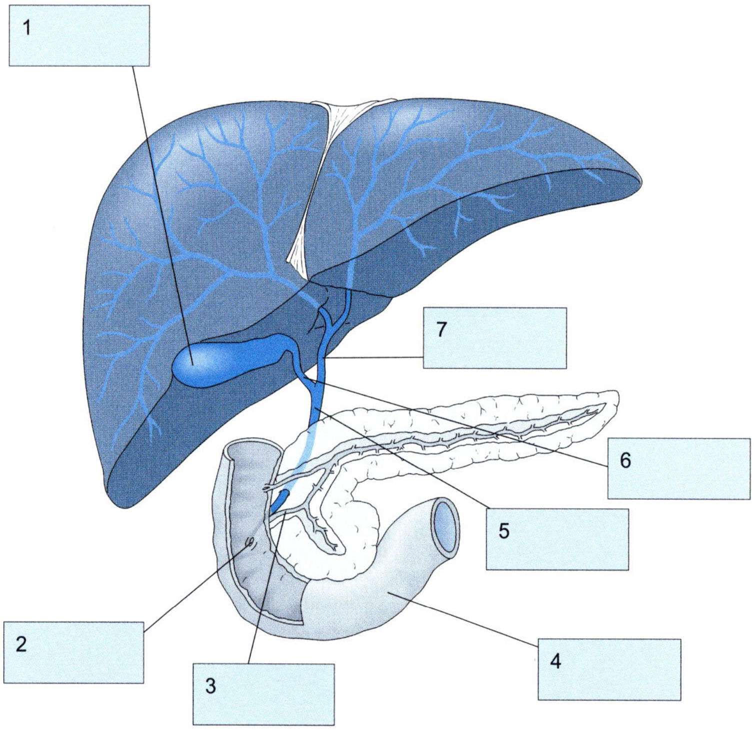

Gallenblase

Aufgabe 14
MKK 17.6.6
BAP 17.6.6

Bitte ergänzen Sie den folgenden Text zum Thema Gallenblase.

Das Gallensteinleiden (Ch.......................) ist die bei weitem häufigste Erkrankung im re............ Oberbauch. Wird ein Stein in den Gallenwegen eingeklemmt, dann kommt es meist zur G..........k.......... Zu ihrer Therapie gehören eine N.........diät, k............lösende Medikamente und eventuell Sch............mittel.

Pankreassaft

Aufgabe 15
MKK 17.6.1
BAP 17.6.8

Welche Substanz gehört nicht zu den Verdauungsenzymen des Pankreas?

a) Trypsin
b) Amylase
c) Bilirubin
d) Lipase
e) Chymotrypsin

Leber

Aufgabe 16
MKK 17.10
BAP 17.6

Bitte ergänzen Sie den folgenden Text zu den Stoffwechselfunktionen der Leber.

Zum Abbau körpereigener und körperfremder Substanzen besitzt die Leber En....y......, die diese Substanzen umformen, damit sie ausgeschieden werden können. Die Umbauprodukte verlassen den Körper als w...........lösliche Stoffe über die Nieren oder als f........lösliche Stoffe mit der Galle über den Darm. Natürlich werden auch Me.....ka............. umgebaut und inaktiviert, wenn sie die Leber passieren. Diese Inaktivierung von oral zugeführten Arzneistoffen in der Leber nennt man F......t-p.....s-E..........kt. Man kann ihn umgehen, indem man das Medikament par..........al verabreicht, z. B. int...........nös oder int.......m..........lär. Auf diesem Wege haben Medikamente eine stärkere und länger andauernde Wirkung.

Aufgabe 17 Lebererkrankungen

MKK 17.10.6–17.10.9
BAP 17.6

Bitte lösen Sie das folgende Kreuzworträtsel.

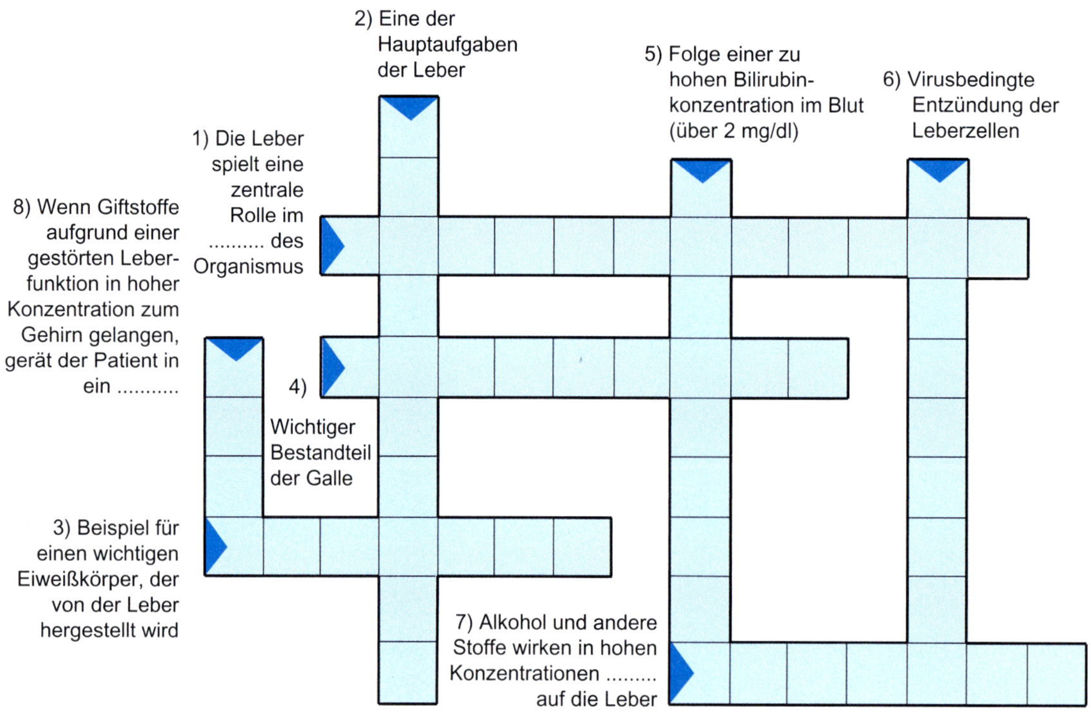

Aufgabe 18 Dünndarm und Dickdarm

MKK 17.5, 17.8
BAP 17.5, 17.8

Welche der genannten Darmabschnitte gehören zum Dünn-, welche zum Dickdarm? Bitte ordnen Sie zu:

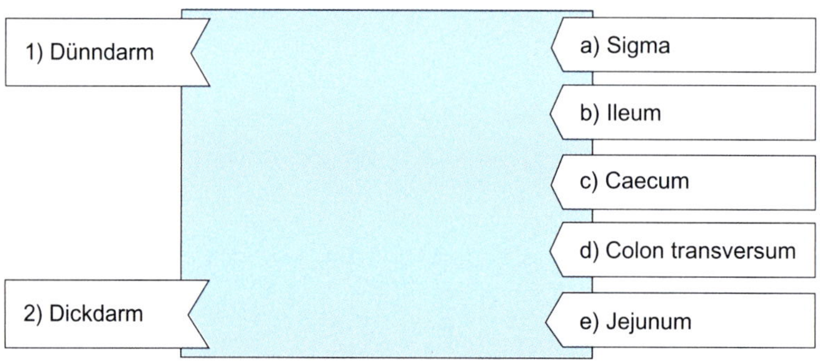

Der Dünndarm

Aufgabe 19
MKK 17.5
BAP 17.5.2

Welche für den Dünndarm typischen Strukturen dienen zur Vergrößerung der Resorptionsfläche?

a) Kerckring-Falten
b) Krypten
c) Becherzellen
d) Zotten
e) Mikrovilli
f) Brunner-Drüsen

Dickdarm

Aufgabe 20
MKK 17.8
BAP 17.8

Bitten lösen Sie das Kreuzworträtsel zum Dickdarm, zur Verdauung und zu Erkrankungen des Darmes.

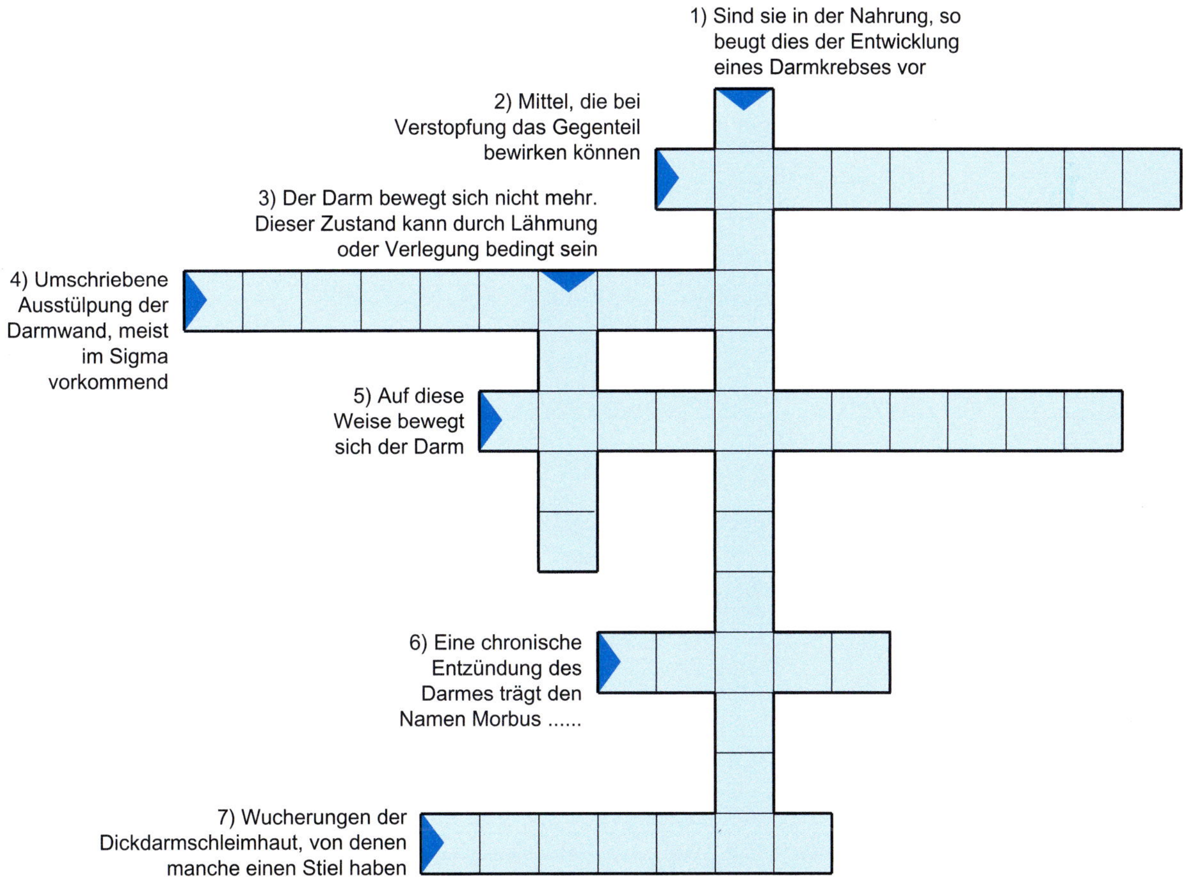

18 Stoffwechsel, Wärmehaushalt und Ernährung

Aufgabe 1 Täglicher Kalorienbedarf

MKK 18.1
BAP 17.9.1

Welche Energiemenge benötigt ein körperlich nicht schwer arbeitender Mann (Bürotätigkeit) durchschnittlich pro Tag?

a) 1.500 kcal
b) 2.000 kcal
c) 3.500 kcal
d) 2.300 kcal

Aufgabe 2 Fieber

MKK 18.2

Welche Aussagen treffen nicht zu?

a) Bakterien und Viren setzen Pyrogene frei. Dies sind Stoffe, die zu einer Erhöhung des Temperatursollwertes im Hypothalamus führen.
b) Als Fieber bezeichnet man eine Steigerung der Körperkerntemperatur auf einen Wert ab 38 Grad Celsius als Folge der Temperatursollwerterhöhung.
c) Jedes Fieber, auch bereits ab 38 Grad Celsius, ist lebensbedrohlich und muss medikamentös gesenkt werden.
d) Fieber belastet das Kreislaufsystem. Daher sollte bei Herzkranken aufgrund der besonderen Gefährdung die Fiebersenkung schon deutlich früher eingeleitet werden als bei herzgesunden Personen.
e) Bei sehr hohem Fieber ab etwa 41,5 Grad Celsius zersetzen sich die Körpereiweiße. Ohne Fiebersenkung ist ein Hitzetod die Folge.
f) Die erhöhte Temperatur bei Fieber unterdrückt immunologische Abwehrvorgänge des Körpers und verzögert so die Heilung.

Aufgabe 3 Zusammensetzung der Nahrung

MKK 18.3
BAP 17.9.4

Der Anteil von Fett in der Nahrung sollte nur etwa 25–30 % (in Kalorien oder Joule gemessen) der täglich zugeführten Nahrungsenergiemenge betragen.

Welchen Anteil sollten Eiweiß und Kohlenhydrate idealerweise haben?

a) Mehr Eiweiß als Kohlenhydrate
b) Gleiche Menge Kohlenhydrate wie Eiweiß
c) Mehr Kohlenhydrate als Eiweiß

Behandlung eines Diabetikers

Aufgabe 4
MKK 11.6.3, 18.5
BAP 17.9.5

Bitte füllen Sie die Lücken aus.

Der Diabetiker berechnet seine täglich erlaubte Nahrungsmenge in Broteinheiten (BE). Eine Broteinheit entspricht ..... Gramm Kohlenhydraten oder etwa ..... Scheibe(n) Brot. Der Diabetes mellitus verlangt vom Patienten einen r..........m............. Lebensstil, eine konsequente D......... und regelmäßige B........z...........k..................... Zudem muss der Patient orale A........d............ika einnehmen oder täglich Injektionen von I............ setzen.

Insulininjektion

Aufgabe 5
MKK Abb. 7.4
BAP Abb. 8.4

Bitte zeichnen Sie auf der Darstellung die bevorzugten (a) und alternativen (b) Injektionsstellen zur Insulininjektion bei Diabetikern ein.

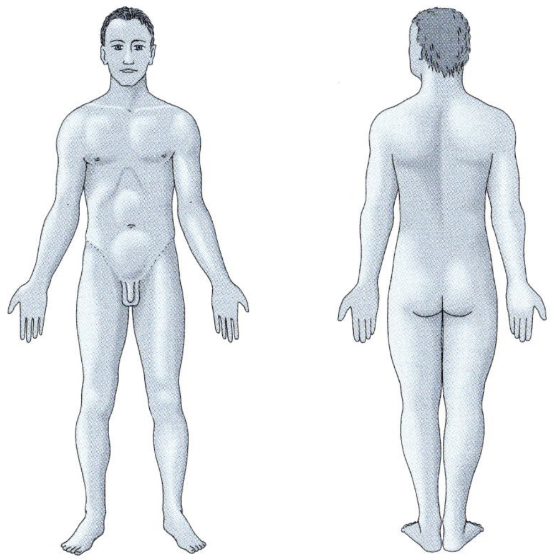

Akute diabetische Notfälle

Aufgabe 6
MKK 11.6.4

Kreuzen Sie bitte die akut lebensbedrohlichen Komplikationen eines Diabetes mellitus an.

a) Polyneuropathie
b) Coma diabeticum
c) Hypoglykämischer Schock

Aufgabe 7 Mögliche Folgen eines Diabetes mellitus

MKK 11.6.5

Bitte ordnen Sie die Begriffe in Aufgabe 6 den folgenden Definitionen zu.

1) Durch zu niedrigen Blutzucker ausgelöster Zustand ....
2) Durch zu hohen Blutzucker ausgelöster Zustand ....
3) Erkrankung der peripheren Nerven mit Schmerzen und Störung der Sensibilität ....

Aufgabe 8 Diabetische Spätschäden

MKK Abb.11.21

Benennen Sie die auf der Abbildung angedeuteten diabetischen Spätschäden.

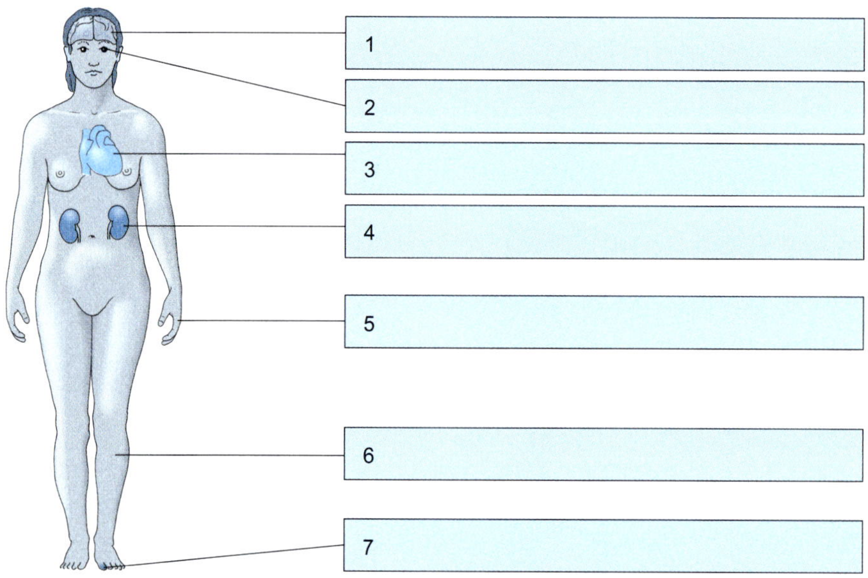

Aufgabe 9 Normal- und Übergewicht

MKK 18.4.2
BAP 17.9.3

Bitte berechnen Sie den BMI (Body-Mass-Index) eines Patienten, der 1,82 m groß ist und 105 kg wiegt. Welcher Kategorie ist er zuzuordnen?

Wählen Sie zunächst die richtige Formel aus, und rechnen Sie dann.

a) BMI = Quadrat der Körperlänge in m dividiert durch das Quadrat des Körpergewichts in kg
b) BMI = Körpergewicht in kg dividiert durch Körpergröße in m zum Quadrat
c) BMI = Körpergewicht in kg dividiert durch Körpergröße in cm

Der Patient hat einen BMI von ..... und gehört somit in die Kategorie .... Grad ......
Sein Risiko für Begleit- oder Folgeerkrankungen ist somit ....Wie viel kg muss er abnehmen, um einen BMI von 24 (Normalgewicht) zu erreichen?

Vitamine

Aufgabe 10
MKK 18.9
BAP 17.9.9

Wer benötigt am unwahrscheinlichsten eine zusätzliche Vitaminzufuhr?

a) Die schwangere Frau
b) Der gesunde Erwachsene, der sich ausgewogen ernährt
c) Personen mit einseitiger oder „Junk food"-Ernährung
d) Personen mit Resorptionsstörungen
e) Säuglinge

Vitaminmangelerscheinungen

Aufgabe 11
MKK 18.9, Tab. 18.4
BAP 17.9.8

Bitte ordnen Sie zu:

1) Vitamin A	a) Dermatitis
2) Vitamin D	b) Nachtblindheit
3) Vitamin B_2	c) Knochenstoffwechselstörung
4) Vitamin C	d) Infektanfälligkeit

Ballaststoffe

Aufgabe 12
MKK 18.11
BAP 17.9.11

Bitte ergänzen Sie den Text.

Den .... kommt für die normale Magen-Darm-Passage eine große Bedeutung zu. Durch ihr Volumen regen sie die Darmp.............. an und fördern den Tr................... des Nahrungsbreis. Werden sie nur in geringer Menge zugeführt, so neigen die meisten Menschen zu V...................... Als Mindestmenge an Ballaststoffen werden .... Gramm täglich in Form von V..............produkten, K..................ln, G................. oder Obst empfohlen.

Spurenelemente

Aufgabe 13
MKK 18.10.2
BAP 17.9.10, Tab. 17.4

Welche Spurenelemente sind essenziell?

a) Eisen
b) Gold
c) Fluor
d) Jod
e) Aluminium

Aufgabe 14
MKK 18.6
BAP 17.9.7

Fettstoffwechsel

Ordnen Sie bitte zu:

1) HDL-Cholesterin
2) Triglyzeride
3) LDL-Cholesterin

a) Eine Erhöhung hiervon steigert die Arteriosklerosegefahr und trägt unbehandelt zu einer geringeren Lebenserwartung bei.
b) Haben eine Schutzwirkung gegen Arteriosklerose, weil sie das Cholesterin aus Zellen und defekten Gefäßwänden wieder aufnehmen können.
c) Wird im Darm zu Fettsäuren und Glyzerin gespalten und wird bei Überernährung im Fettgewebe gespeichert.

Aufgabe 15
MKK 18.8

Purinstoffwechsel und Gicht

Eine Aussage trifft nicht zu. Welche ist es?

a) Nukleinsäuren, die der Körper nicht benötigt, baut er zu Pyrimidin- und Purinbasen ab. Letztere werden vom gesunden Organismus als Harnsäure über die Niere ausgeschieden.
b) Folge einer genetisch veranlagten, also erblichen, Stoffwechselstörung ist die Gicht, bei der die Harnsäure-Ausscheidung gestört ist.
c) Bei der Gicht lagern sich die Harnsäurekristalle in den Gelenken ab und reizen das Gewebe so, dass es zu einer akuten Entzündung kommen kann.
d) Der akute stark schmerzhafte Gichtanfall betrifft am häufigsten das Daumengrundgelenk (Podagra).
e) Eine purinarme Diät beugt Gichtanfällen und damit weiterer Gelenk- und Nierenschädigung vor. Dabei sollen insbesondere die Zufuhr von Fleisch und Alkohol deutlich vermindert werden.

19 Niere, Harnwege, Wasser- und Elektrolythaushalt

Harntrakt

Aufgabe 1
MKK 19.1, 19.5
BAP 18.1, 18.5

Was gehört nicht zum Harntrakt?

a) Nieren
b) Harnleiter
c) Harnblase
d) Vorsteherdrüse
e) Harnröhre

Strukturen der Niere

Aufgabe 2
MKK Abb. 19.3
BAP Abb. 18.3

Bitte beschriften Sie die Abbildung mit folgenden Begriffen.

a) Nierenbecken
b) Nierenkelch
c) Nierenarterie
d) Nierenvene
e) Nierensäule
f) Nierenrinde

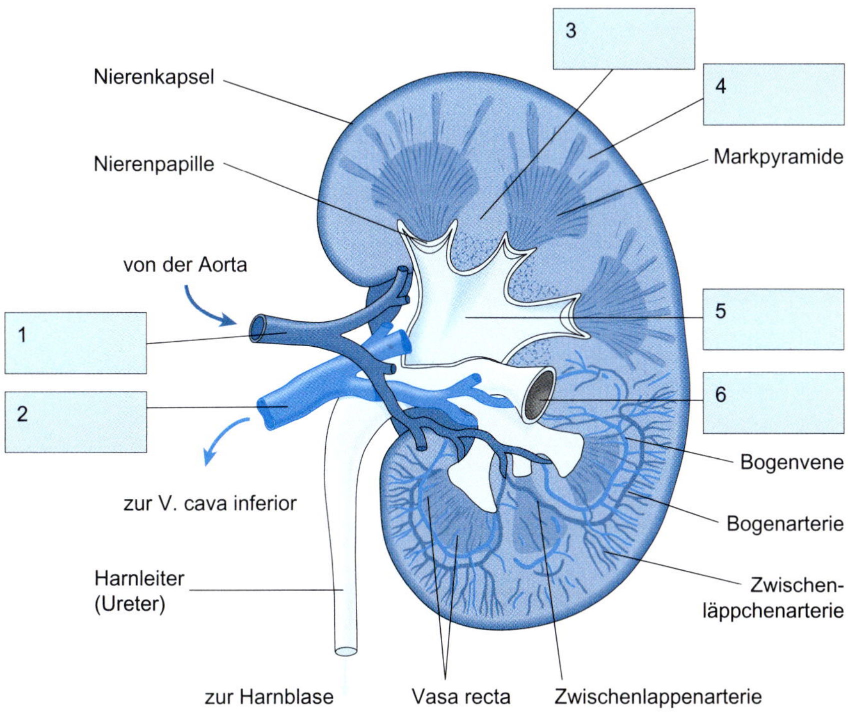

Aufgabe 3
MKK 19.1
BAP 18.1

Niere allgemein

Welche Aussagen über die Niere treffen zu?

a) Die Niere hat die Aufgabe, Stoffwechselendprodukte auszuscheiden.
b) Die Niere reguliert den Elektrolythaushalt und das Säure-Basen-Gleichgewicht.
c) Die Nieren sind jeweils von einer Nierenkapsel umgeben, die sie vor Stoßverletzungen schützt.
d) Im Inneren der Niere liegt das Nierenbecken, das nach außen hin von der Nierenrinde umgeben ist.

Aufgabe 4
MKK 19.1–19.2
BAP 18.1–18.2

Nierenfunktion

Bitte ordnen Sie zu:

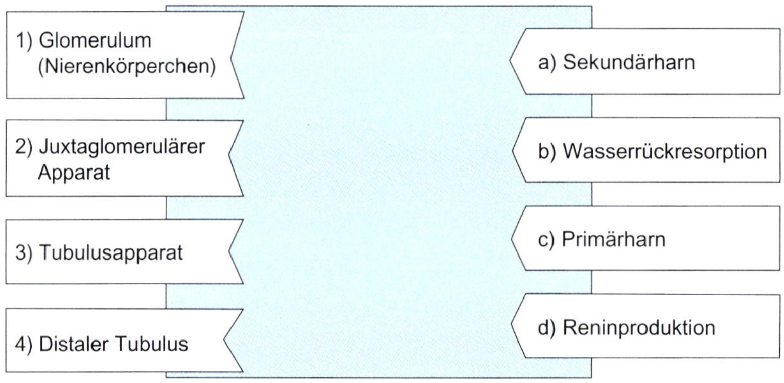

Aufgabe 5
MKK 19.1.3
BAP 18.1.3

Nierendurchblutung

Die Nierendurchblutung muss konstant gehalten werden.

Wie viele Liter Blut fließen im Mittel täglich durch die beiden gesunden Nieren?

a) 580–720 Liter
b) 820–1.200 Liter
c) 1.340–1.500 Liter

Die Niere als endokrines Organ

Aufgabe 6
MKK 19.3
BAP 18.3, Tab. 11.2

Welche der folgenden Aussagen sind richtig?

a) Die Niere hat neben ihrer Funktion als Ausscheidungsorgan auch Eigenschaften einer Hormondrüse.
b) Ein wichtiges von der Niere gebildetes Hormon ist das Sekretin.
c) Erythropoetin bewirkt eine gesteigerte Neubildung von roten Blutkörperchen im Knochenmark.
d) Renin wird in den Zellen des Harnleiters gebildet.
e) Renin reguliert als Teil des Renin-Angiotensin-Aldosteron-Mechanismus Blutdruck, Natriumhaushalt und Nierendurchblutung.

Filtrationskapazität der Niere

Aufgabe 7
MKK 19.2.1–19.2.5
BAP 18.2.1

Bitte ergänzen Sie folgenden Text.

Die Glomerulumfiltratmenge, die sämtliche Nierenkörperchen beider Nieren pro Zeiteinheit erzeugen, bezeichnet man als gl...........äre F.............r......... (GFR). Sie beträgt beim jungen Erwachsenen ca. .... ml pro Minute. Dies entspricht einer Gesamtmenge von .... Liter Glomerulumfiltrat täglich. Das gesamte Blutplasmavolumen (ca. 3 l) wird also etwa 60-mal täglich in den Nieren filtriert. Große Bedeutung zur Diagnose einer eingeschränkten Filtrationsrate der Niere hat das K........t.......n aus dem M.............lstoffwechsel.

Glomerulärer Blutdruck

Aufgabe 8
MKK 19.2.1
BAP 18.2.1

Bei welchem Wert stellt sich der glomeruläre Blutdruck (Blutdruck im Nierenkörperchen) im Normalfall konstant ein?

a) 20 mmHg
b) 50 mmHg
c) 120 mmHg

Aufgabe 9 Niereninsuffizienz

MKK 19.6
BAP 18.7

Welche der Aussagen treffen zu?

a) Sinkt beim Gesunden plötzlich die Harnproduktion der Niere unter die Grenze von 500 ml oder auf ein Minimum von 100 ml, so liegt ein akutes Nierenversagen vor.
b) Labortechnisch lässt sich das Ausmaß eines akuten Nierenversagens anhand der Abnahme der Kreatininkonzentration im Plasma sowie der Zunahme der glomerulären Filtrationsrate (GFR) einschätzen.
c) Durch die verminderte Wasserausscheidung kommt es zu einer massiven Ödembildung sowie zu einer Hyperkaliämie.
d) Die Hyperkaliämie im Rahmen eines akuten Nierenversagens kann zu Herzrhythmusstörungen sowie einer metabolischen Azidose führen.
e) Häufige Ursache für die sich langsam entwickelnde chronische Niereninsuffizienz sind Vorerkrankungen wie ein Diabetes mellitus oder eine unbehandelte Hypertonie.
f) Die Einnahme von Analgetika (Schmerzmitteln) schützt das Nierengewebe vor Zerstörung (Analgetica induced protection of kidneytissue – AIPKT).

Aufgabe 10 Urinsediment

MKK Abb. 19.13
BAP Abb. 18.15

Benennen Sie die Bestandteile des Urinsediments in der Abbildung mit den vorgegebenen Begriffen.

a) Harnsäure (kristallisiert)
b) Bakterien
c) Leukozytenzylinder
d) Erythrozyten
e) Erythrozytenzylinder
f) Leukozyten

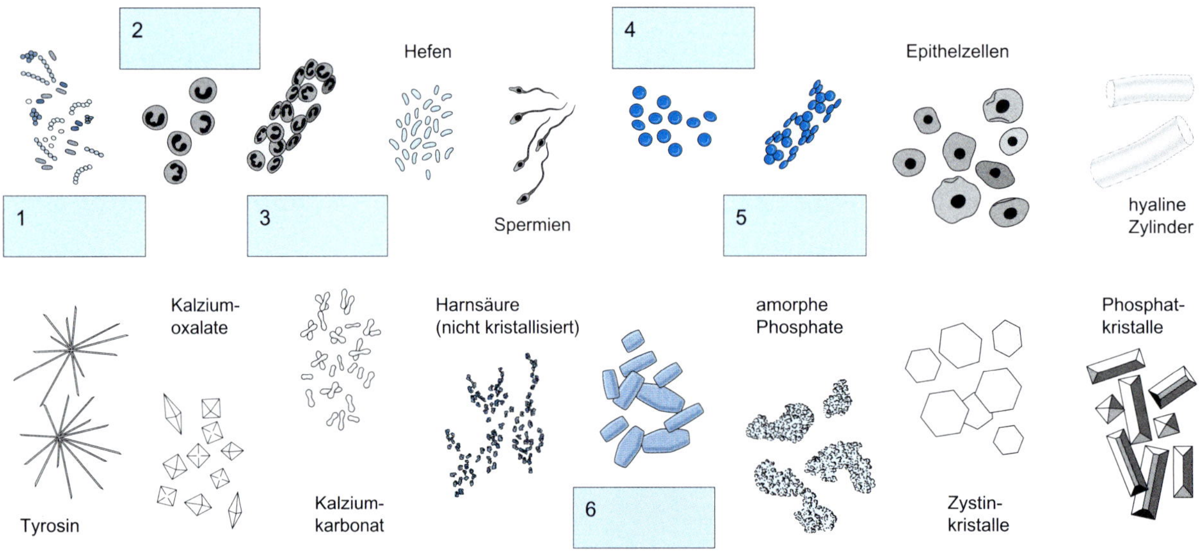

Bestandteile des „gesunden" Urins

Aufgabe 11
MKK 19.4.1
BAP 18.4.1

Was gehört nicht dazu?

a) Harnstoff
b) Glukose
c) Harnsäure
d) Kochsalz
e) Kreatinin
f) Phosphate

Die Harnblase der Frau

Aufgabe 12
MKK Abb. 19.14
BAP Abb. 18.16

Bitte beschriften Sie die Abbildung mit folgenden Begriffen.

a) Rechter Harnleiter
b) Linker Harnleiter
c) Mündung des linken Harnleiters
d) Innerer Schließmuskel
e) Äußerer Schließmuskel
f) Harnröhre

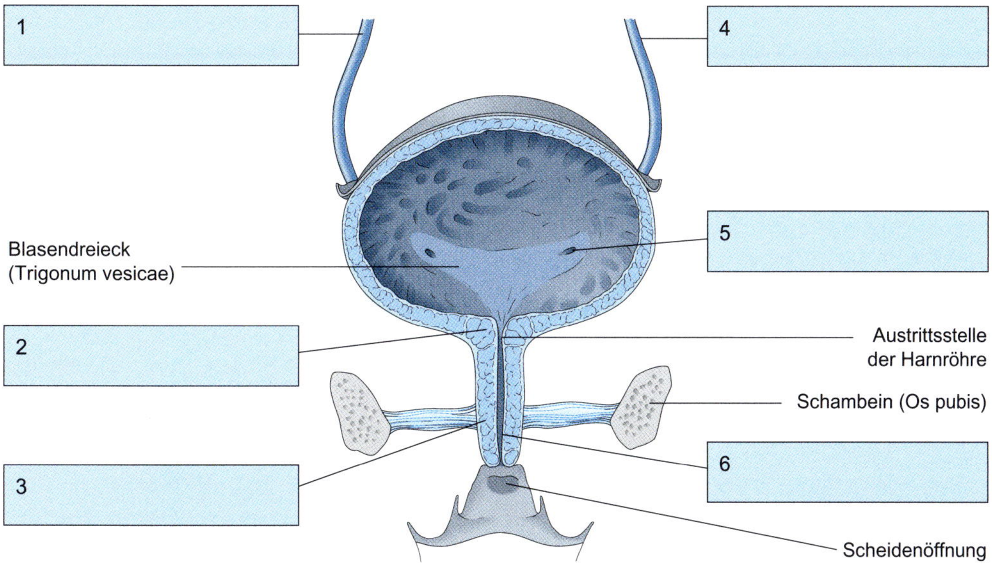

Pflege bei Diuretikagabe

Aufgabe 13
MKK 19.2.4

Welche Aussagen sind richtig?

a) Die Patienten müssen täglich auf Exsikkose und Kreislaufbeschwerden kontrolliert werden.
b) Das Körpergewicht der Patienten sollte 1-2mal monatlich kontrolliert werden.
c) Es muss eine Thromboseprophylaxe durchgeführt werden.
d) Die Diuretika sollten abends gegeben werden.

Aufgabe 14
MKK 19.5.5
BAP 18.5.4

Harninkontinenz

Was gehört zusammen? Bitte ordnen Sie die unterschiedlichen Inkontinenzformen den passenden Aussagen auf der gegenüberliegenden Seite zu.

1) Stressinkontinenz
2) Dranginkontinenz
3) Reflexinkontinenz
4) Überlaufinkontinenz

a) Ungleichgewicht zwischen stimulierenden und hemmenden Impulsen mit attackenartigem heftigen Harndrang.

b) Bei Männern ist oft ein Prostataadenom der Grund, dass sich die Blase nicht mehr zusammenziehen kann. Ein ständiger Restharnpool führt zu Harnwegsinfekten.

c) Meist sind Frauen über 50 Jahre mit einer Gebärmuttersenkung oder einem Östrogenmangel nach der Menopause betroffen.

d) Der Betroffene kann z. B. nach einer Rückenmarkverletzung die Blasenfüllung nicht mehr spüren und nicht mehr willkürlich entleeren.

Aufgabe 15
MKK 19.7–19.8
BAP 18.6–18.7

Der Wasser- und Elektrolythaushalt

Ergänzen Sie bitte den folgenden Text.

Der Wassergehalt des menschlichen Körpers (Erwachsener) macht etwa .... % des Körpergewichts aus. Ein gesunder Erwachsener nimmt im Schnitt täglich ca. .... ml durch Getränke und .... ml durch feste Nahrung zu sich. Hinzu kommen noch ca. .... ml O...............w.............r durch Verstoffwechselung der Nahrung. Wird mehr Wasser ausgeschieden als zugeführt, entsteht eine U.............................g (D...........................n). Dieser Zustand ist meist mit einer H...........n..............ie gekoppelt und man spricht daher von einer h...........t........... Dehydratation. Die Patienten zeigen Symptome des Vo............ma................ Bei Kaliummangel oder -überschuss kommt es zu Störungen der n..........m.................. E....................l............g und zu H.......zrh......................gen.

Säure-Basen-Haushalt

Aufgabe 16
MKK 19.9
BAP 18.8

Welche Gegenregulationsmechanismen setzt der Organismus ein, um Störungen des Säure-Basen-Haushalts auszugleichen?

1) Respiratorische Alkalose	a) Verstärkte Abatmung von Kohlendioxid
2) Metabolische Alkalose	b) Verringerung der Atemfrequenz
3) Metabolische Azidose	c) Vermehrte H+-Ionen-Ausscheidung durch die Nieren
4) Respiratorische Azidose	d) Vermehrte Bikarbonatausscheidung durch die Nieren

Elektrolyte

Aufgabe 17
MKK Tab. 19.1
BAP Tab. 18.3

Bitte tragen Sie den gesuchten Elektrolyten an der jeweils richtigen Stelle ein.

.... (3,6–4,8 mmol/l)	• Häufigstes Ion in den Zellen (Intrazellulärraum) • Wichtige Rolle bei der Entstehung des Aktionspotenzials und der Erregungsübertragung im Nervensystem und am Herzen • Hilft beim Insulintransport in die Zelle
.... (0,84–1,45 mmol/l)	• Baustein von ATP, Zellmembran und Knochenmineral
.... (2,3–2,6 mmol/l)	• Am Aufbau von Knochen und Zähnen beteiligt • Entscheidende Rolle bei der neuromuskulären Erregungsübertragung und bei der Muskelkontraktion
.... (0,7–1,1 mmol/l)	• Mitbeteiligung bei der Erregungsüberleitung an den Muskeln
.... (97–108 mmol/l)	• Häufigstes Anion im Extrazellulärraum • Entscheidendes Anion für den osmotischen Druck im Extrazellulärraum
.... (135–145 mmol/l)	• Häufigstes Kation im Extrazellulärraum • Entscheidendes Kation für den osmotischen Druck im Extrazellulärraum

20 Geschlechtsorgane und Sexualität

Aufgabe 1 Männliche Unterleibsorgane

MKK Abb. 20.1
BAP Abb. 19.1

Bitte vervollständigen Sie die Beschriftung der Abbildung.

a) Symphyse
b) Prostata
c) Hoden
d) Hodensack
e) Corpus cavernosum
f) Ductus ejaculatorius
g) Nebenhoden
h) Corpus spongiosum

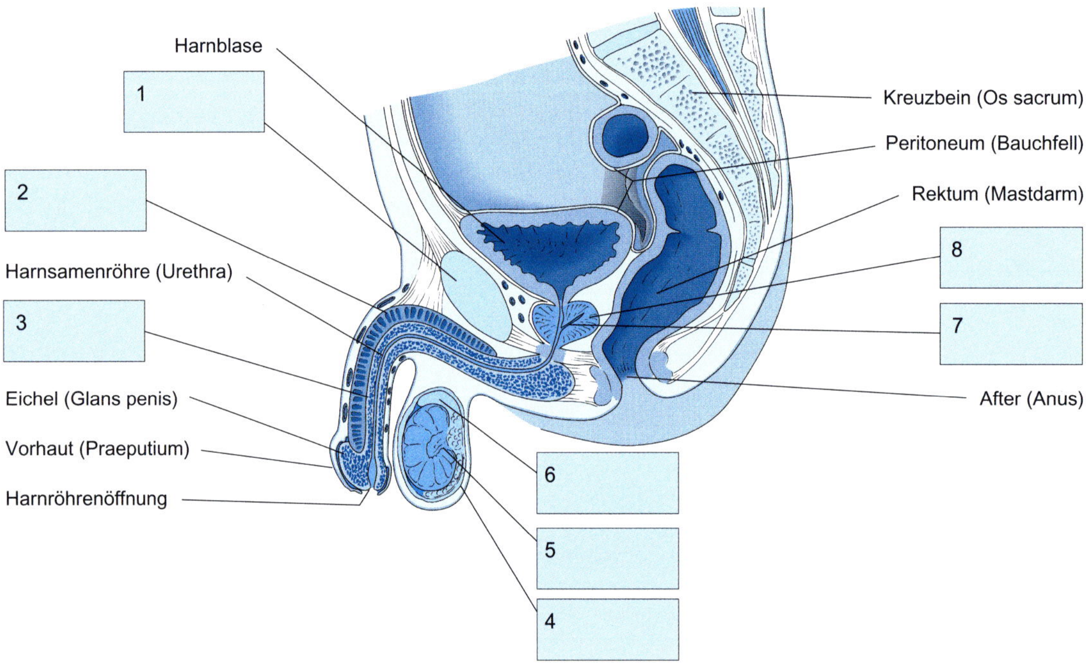

Aufgabe 2 Männliche Sexualhormone

MKK 20.2.3
BAP 19.1.3

Welche Wirkungen besitzt das Sexualhormon Testosteron?

a) Anregung von Hoden- und Peniswachstum
b) Ausbildung der sekundären männlichen Geschlechtsmerkmale
c) Stimulation des Geschlechtstriebs
d) Förderung des Haarwuchses im Alter
e) Stimulation der Spermienbildung

Weibliche Unterleibsorgane

Aufgabe 3
MKK Abb. 20.11
BAP Abb. 19.8

Bitte beschriften Sie die Abbildung mit folgenden Begriffen.

a) Gebärmutter
b) Scheide (Vagina)
c) Eierstock
d) Eileiter
e) Symphyse
f) Harnröhre

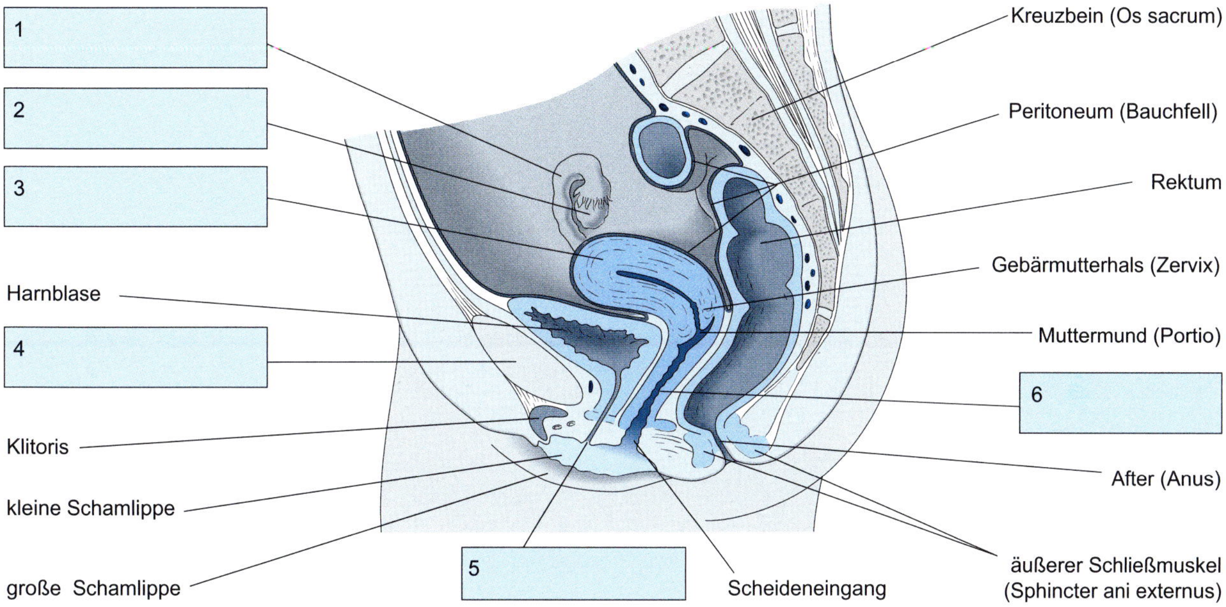

Primäre und sekundäre Geschlechtsmerkmale bei Frau und Mann

Aufgabe 4
MKK 20.2–20.3
BAP 19.1–19.2

Bitte ordnen Sie zu:

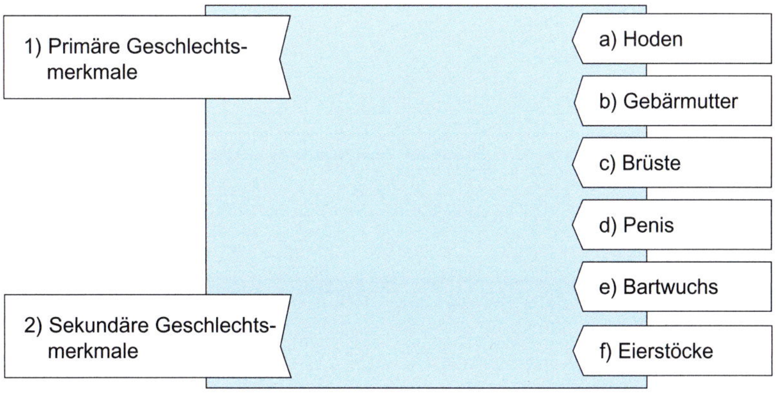

Aufgabe 5 Oogenese und Eisprung

MKK Abb. 20.13
BAP Abb. 19.9

Bitte beschriften Sie die Abbildung.

a) Eierstock (Ovar)
b) Eileiter
c) Tertiärfollikel
d) Sekundärfollikel
e) Graaf-Follikel
f) Primärfollikel
g) Gelbkörper

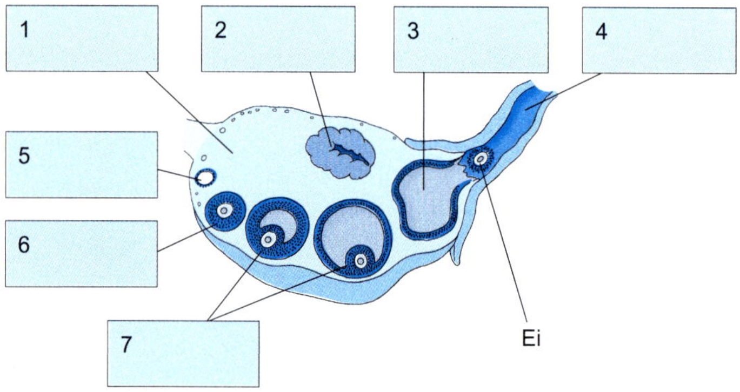

Aufgabe 6 Weibliche Sexualhormone

MKK 20.3.7
BAP 19.2.5

Bitte ordnen Sie zu:

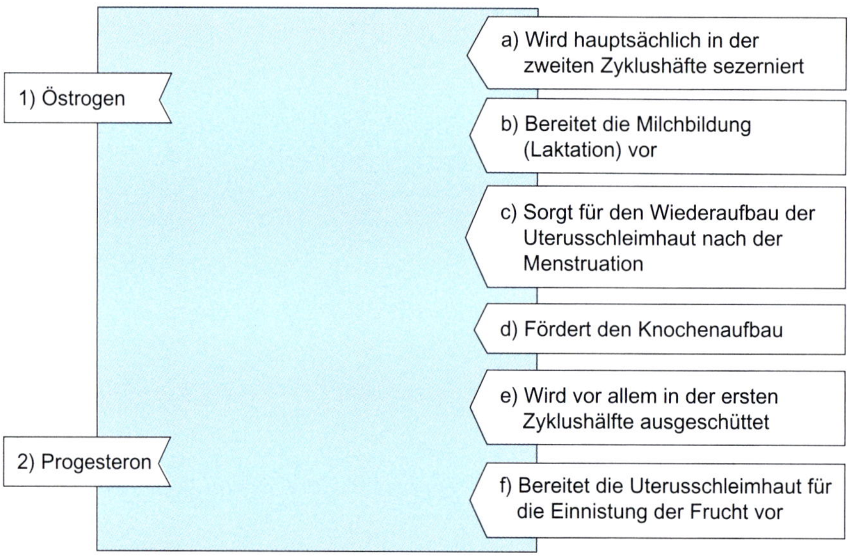

Klimakterium

Aufgabe 7
MKK 20.3.8
BAP 19.2.6

Welche folgenden Veränderungen sind typisch und häufig bei Frauen in der Postmenopause?

a) Gesteigerte Unternehmungslust durch Abnahme von Verpflichtungen
b) Gewichtsabnahme
c) Atrophien im Urogenitalbereich, wie z. B. Scheidentrockenheit
d) Schweißlosigkeit auch bei körperlicher Anstrengung
e) Herzrhythmusstörungen und Schwindel

Weibliche Brust und Brustkrebs

Aufgabe 8
MKK 20.3.9, 20.3.10
BAP 19.2.9

Welche Anzeichen können auf einen bösartigen Tumor der weiblichen Brust hinweisen?

a) Verlust der Verschieblichkeit des Drüsengewebes auf dem Brustmuskel
b) Knoten
c) Sekrete, die die Brustwarze absondert
d) Hautveränderungen an der Brust („Orangenhaut“, Hauteinziehungen)

Der Menstruationszyklus

Aufgabe 9
MKK 20.3.8,
Abb. 20.21
BAP 19.2.6, Abb. 19.12

Bitte ordnen Sie Zyklusphasen und Zyklustage einander zu.

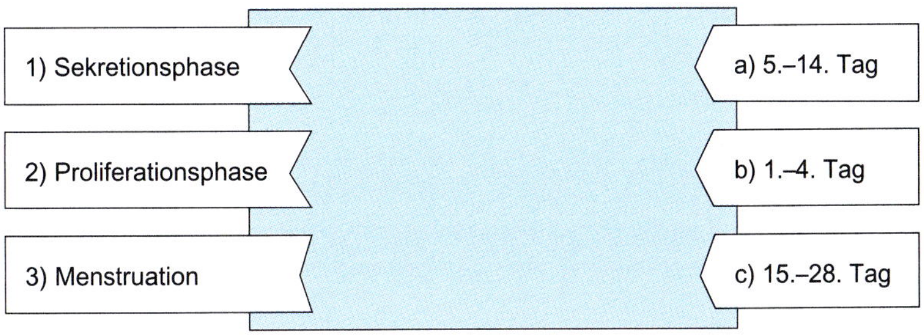
1) Sekretionsphase
2) Proliferationsphase
3) Menstruation
a) 5.–14. Tag
b) 1.–4. Tag
c) 15.–28. Tag

Aufgabe 10 Sexuell übertragbare Krankheiten

MKK 20.5.6

Welche der folgenden Aussagen ist nicht korrekt?

a) Behandelt werden muss nur derjenige Infizierte, der seine/n Partner/in angesteckt hat. Dadurch wird der vom/n der Partner/in Angesteckte automatisch auch geheilt, muss aber nicht die Nebenwirkungen der Antibiotika in Kauf nehmen.
b) Auf die klassischen Geschlechtskrankheiten wie Gonorrhö oder Lues entfallen heute nur noch 10 % aller sexuell übertragbaren Krankheiten.
c) Zu den heute häufigsten Erregern unspezifischer sexuell übertragbarer Urogenitalentzündungen gehören Chlamydien und Mykoplasmen.
d) Unbehandelt können die Infektionen mit Chlamydien und Mykoplasmen aufsteigen und zu Fruchtbarkeitsstörungen führen.
e) Feigwarzen bilden sich im Bereich von Penis und Vulva, können jedoch ebenso an Zervix und Analregion nach Infektion mit dem humanen Papilloma-Virus (HPV) vorkommen. Dieses Virus kann auch für die Entwicklung des Zervixkarzinoms mitverantwortlich sein.

Aufgabe 11 Gutartige Prostatahyperplasie und Prostatakarzinom

MKK 20.2.7
BAP 19.1.6

Welche Aussagen sind richtig?

a) Das Prostatakarzinom ist mit ca. 25 Prozent aller Krebsneuerkrankungen der am häufigsten diagnostizierte bösartige Tumor bei Männern überhaupt.
b) Die Patienten mit Prostatakarzinom klagen schon früh über Beschwerden, ähnlich wie bei der Prostatahyperplasie.
c) Die Prostatahyperplasie führt zu einer Einengung der Harnröhre, wodurch der Harnstrahl abgeschwächt wird.
d) Die digitale rektale Untersuchung (DRU) sowie der Ultraschall und die Laborbestimmung des PSA (prostataspezifisches Antigen) spielen eine wichtige Rolle in der Beurteilung der Prostata.

21 Entwicklung, Schwangerschaft und Geburt

Einnistung der Eizelle

Aufgabe 1
MKK 21.1
BAP 20.1

In welchem Zeitraum nach Befruchtung der Eizelle kommt es zur Einnistung der Frucht in die Uterusschleimhaut?

a) 1.–2. Tag
b) 5.–6. Tag
c) 10.–20. Tag

Frühschwangerschaft

Aufgabe 2
MKK 21.2–21.4
BAP 20.2

Bitte ergänzen Sie den Text.

Ab der zweiten Woche im Uterus wird die Ernährung des Embryos vom T.............blast übernommen. Der kindliche Teil der Plazenta besteht aus der Ch...........platte, der mütterliche Teil aus der D.............. b...........lis. Zwischen dem mütterlichen und dem kindlichen Blut besteht die Pl.................sch.............. Drei Höhlen umgeben den Embryo: der D...........s........., die Am.............h........... und die Ch............h............ Aus der Amnionhöhle wird später die F.........b........, die Amnionflüssigkeit wird zum Fr............w.................

Die drei Keimblätter des Embryos

Aufgabe 3
MKK 21.2
BAP 20.2.1

Bitte ordnen Sie die Keimblätter den Organanlagen zu, die sich aus ihnen entwickeln.

1) Ektoderm	a) Atemwege, Verdauungsorgane
2) Mesoderm	b) Nervensystem, Sinnesorgane, Haut
3) Entoderm	c) Herz, Muskeln, Skelett

Aufgabe 4
MKK 21.3
BAP 20.3 20.2–20.3

Blutversorgung von Embryo und Fetus

Bitte ordnen Sie zu:

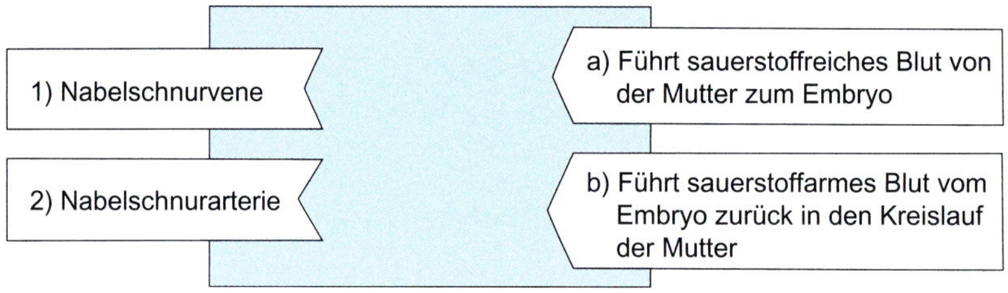

Aufgabe 5
MKK 21.6, Tab. 21.1, Abb. 21.14
BAP 20.3

Entwicklungsstörungen

Bitte prüfen Sie folgende Aussagen. Welche ist nicht richtig?

a) Von den Neuralrohrdefekten führen Meningozele und Meningomyelozele zu neurologischen Ausfällen wie Lähmungen und Urininkontinenz. Beim Vorliegen einer Spina bifida occulta oder Myelozele ist dies nicht der Fall.
b) Äußere Faktoren, die angeborene Fehlbildungen erzeugen, werden Teratogene genannt. Zu ihnen gehören Alkohol, Pharmaka, einige Umweltgifte und ionisierende Strahlen.
c) In Europa wird eines von 300 Kindern Opfer des Alkoholkonsums ihrer Mutter. Es wird mit einer Alkoholembryofetopathie mit charakteristischen Fehlbildungen und auch geistigen Behinderungen geboren.
d) Eine Toxoplasmoseinfektion der werdenden Mutter während der Fetalphase kann zur bleibenden Erblindung und auch geistigen Behinderung des Kindes führen.

Aufgabe 6
MKK 21.8.1
BAP 20.5

Die drei Phasen der Geburt

Bitte prüfen Sie folgende Aussagen. Welche sind richtig?

a) Die Eröffnungsphase beginnt mit dem Einsetzen der ersten Wehen. Sie dauert 24 Stunden.
b) Die Austreibungsphase beginnt mit der vollständigen Öffnung des Muttermundes und endet mit der Geburt.
c) Die Nachgeburtsphase beginnt mit den Nachwehen wenige Minuten nach der Geburt.
d) Die Nachwehen unterstützen die Austreibung der Plazenta.

Die Plazenta

Aufgabe 7
MKK 21.3
BAP 20.2.3

Welche Aussagen zur Plazenta treffen zu?

a) Die Plazenta stellt die immunologische Barriere zwischen kindlichem und mütterlichem Organismus dar.
b) Sie versorgt das Ungeborene mit Nährstoffen und Sauerstoff.
c) Sie bildet Sexual- und Schwangerschaftshormone.
d) Zum Zeitpunkt der Geburt wiegt die Plazenta ca. 1.300 g.
e) Kindliche Stoffwechselprodukte werden über die Plazenta abtransportiert.

Die Schwangerschaft

Aufgabe 8
MKK 21.7
BAP 20.4

Bitte ordnen Sie die Veränderungen in der Schwangerschaft den angegebenen Zeiträumen zu.

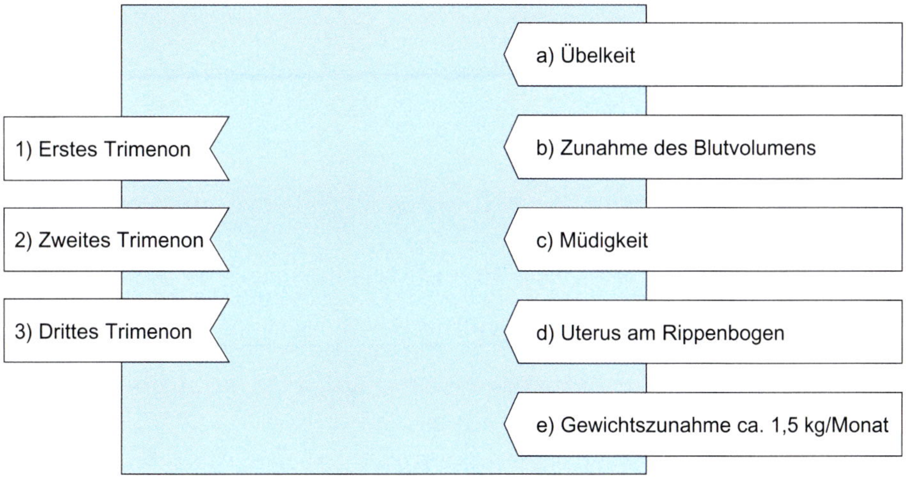

Kaiserschnitt

Aufgabe 9
MKK 21.8.2
BAP 20.5.1

Bitte prüfen Sie folgende Aussagen. Welche sind falsch?

a) Ein Geburtsstillstand mit drohendem Sauerstoffmangel des Ungeborenen kann ein Grund für die Entscheidung zum Kaiserschnitt sein.
b) Lageanomalien des Fetus wie Beckenend- oder insbesondere Querlage machen nur selten einen Kaiserschnitt notwendig.
c) Eine Placenta praevia totalis bedeutet eine absolute Indikation zum Kaiserschnitt, weil sonst Mutter und Kind verbluten.
d) Aufgrund verfeinerter geburtshelferischer Techniken, die Risiken ausschließen, wird ein Kaiserschnitt heute nur auf Wunsch der Schwangeren vorgenommen, die sich für ihr Kind ein bestimmtes Geburtsdatum wünscht.
e) Kommt es unter der Geburt zu einem längeranhaltenden Sauerstoffmangel im Blut des Kindes, so wird dadurch das Gehirn irreparabel geschädigt. Eine häufige Folge für das Kind wären spastische Lähmungen und eine geistige Behinderung.

Aufgabe 10
MKK Abb. 21.33
BAP 20.5.2, Abb. 20.20

Das Wochenbett

Bitte ergänzen Sie folgende Tabelle: Kennzeichnen Sie die Beschaffenheit des Wochenflusses und zeichnen die Phasen der Uterusrückbildung am 1., 5. und 10. Tag nach der Geburt ein.

Wochen nach Entbindung	Wochenfluss	Uterusgröße
1. Woche		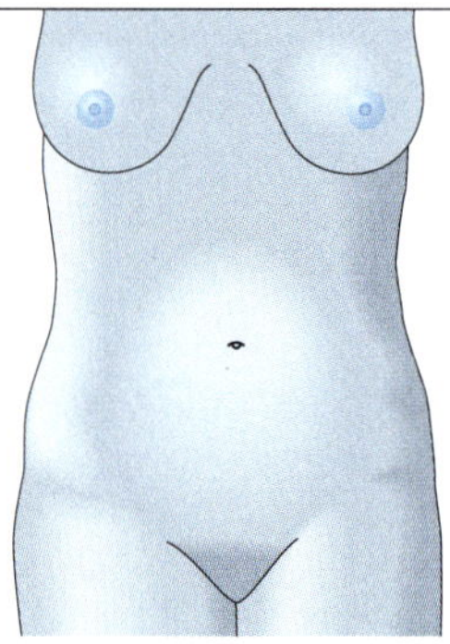
Ende der 1. Woche		
Ende der 2. Woche		
Ende der 3. Woche		
nach ca. 4–6 Wochen		

Aufgabe 11
MKK 21.7.3

Vena-cava-Kompression

Nennen Sie die richtigen Aussagen.

a) In der Spätschwangerschaft drückt der Uterus in Rückenlage auf die Vena cava inferior (untere Hohlvene).
b) Der Blutrückfluss zum Herzen verringert sich und die Herzvorfüllung sowie das Herzzeitvolumen sinken.
c) Der Schwangeren wird schwindelig, sie wird blass und schwitzt.
d) Durch eine spezielle Schutzphysiologie bekommt das Ungeborene dabei aber weiterhin genügend Sauerstoff.
e) Nimmt die Schwangere bei Symptomenbeginn die Seitenlage ein, so lassen die Beschwerden sofort nach und das Kind nimmt keinen Schaden.

22 Kinder

Neugeborene

Aufgabe 1
MKK 22.2
BAP 21.2.1

Wie lange dauert die Neugeborenenperiode?

a) 1 Tag
b) 3 Tage
c) 14 Tage
d) 28 Tage
e) 3 Monate

APGAR-Untersuchung des Neugeborenen

Aufgabe 2
MKK 22.2.2
BAP 21.2.1, Tab. 21.1

Was wird innerhalb der ersten Lebensminuten des Kindes untersucht?

a) A................................
b) P................................
c) G................................
d) A................................
e) R................................

Frühgeborene

Aufgabe 3
MKK 22.3
BAP 21.2.1

Bitte ergänzen Sie den Text.

Kinder, die vor der vollendeten ..... Schwangerschaftswoche zur Welt kommen, werden als F.................orene bezeichnet. Diesen Kindern drohen Erkrankungen und spätere Behinderungen, da alle wichtigen Organe noch mehr oder weniger unreif sind, vor allem die L...........e, die Gef............... und das zen............. N...........sy.............. Manche Kinder sind zusätzlich durch Inf..........ionen oder F.......b.......dungen belastet. Entscheidend für das Ausmaß der Anp...............störungen ist die Tr.........zeit des Frühgeborenen: je ...., desto unr........er. Die häufigsten Komplikationen sind At...............rungen und mangelnde Umstellung des f.........alen Kr......l........fs mit Herzschwäche, Hirnblutungen oder S..........st........mangel des Gehirns. Mögliche Spätfolgen sind z. B. Konz...........ions- und L.............störungen, Kra...............fälle, H......- und S......störungen. Positiv auf die weitere Entwicklung des Kindes wirken neben Brutkasten und Sauerstoffgabe vor allem menschliche Wärme, Zuw.............ung und Kö..........k......takt.

Aufgabe 4
MKK 22.2.2
BAP 21.2.1

Äußere Reifezeichen des Neugeborenen

Welche Zeichen zeigen eine abgeschlossene intrauterine Entwicklung des Kindes an? Mehrere Antworten sind richtig.

a) Lanugobehaarung am ganzen Körper
b) Rosige bis krebsrote Haut
c) Tastbare Ohrknorpel
d) Fußsohlenfalten verlaufen nur im Bereich der Zehen
e) Hoden sind im Hodensack bzw. große Schamlippen bedecken die kleinen Schamlippen
f) Käseschmiere

Aufgabe 5
MKK 22.2.1
BAP 21.2.1

Anpassung an das extrauterine Leben

Damit die Umstellung zum „selbstständigen Überleben" des Neugeborenen erfolgreich ist, sind komplexe Veränderungen erforderlich. Bitte lösen Sie zu diesem Thema das nachfolgende Silbenrätsel.

bo – duc – fac – fo – ik – ko – le – li – me – men – ni – o – pie – fo – ra – ra – rus – sur – tal – tant – te – the – to – tus – um – va

a) Mit dem ersten Atemzug füllt sich die Lunge, dabei werden die Lungenbläschen entfaltet. Der ....-Faktor sorgt dafür, dass sie nicht gleich wieder zusammenfallen.
b) Die direkte Verbindung im fetalen Kreislauf zwischen rechtem und linkem Vorhof, das ...., wird durch den nun ansteigenden Druck im linken Vorhof zugepresst.
c) Kurze Zeit später verschließt sich auch die Verbindung zwischen Truncus pulmonalis und Aorta, der .... arteriosus ....
d) Der erste Stuhlgang des Kindes wird als .... bezeichnet; er sollte spätestens 24 Stunden nach der Geburt erfolgen.
e) Da die Leberenzyme des Neugeborenen noch nicht voll ausgebildet sind, kann anfangs das Bilirubin häufig nicht ausreichend abgebaut werden. Es kommt zum Neugeborenen-................
f) Eine mehrtägige .... (z. B. auf einer sogenannten Lichtmatte) hilft, das angereicherte Bilirubin wieder abzubauen.

Säuglingsernährung

Aufgabe 6
MKK 22.4
BAP 21.2.2

Welche Aussagen über die Vorteile des Stillens sind richtig?

a) Muttermilch enthält Abwehrstoffe (v. a. IgA-Antikörper), die den Säugling vor Infektionen schützen.
b) Stillen ermöglicht den intensivsten Kontakt zwischen Mutter und Kind.
c) Muttermilch ist nicht mit Schadstoffen belastet.
d) Frühzeitiger Kontakt mit Kuhmilchprodukten kann eine Milchallergie auslösen. Aus diesem Grund sollten Säuglinge mit Allergieproblemen möglichst lange gestillt werden.
e) Stillen ist die hygienischste und preisgünstigste Art der Säuglingsernährung.

Meilensteine der Entwicklung

Aufgabe 7
MKK 22.5.2
BAP 21.3.2

Bitte ordnen Sie die charakteristischen Merkmale den jeweiligen Altersstufen zu.

1) 2 Jahre
2) 3 Jahre
3) Schulkindalter
4) Pubertät

a) Wachstumsschub, Ausbildung der sekundären Geschlechtsmerkmale, Interesse am anderen Geschlecht
b) Bevorzugt Gemeinschaft, klare Abgrenzung zum anderen Geschlecht, bastelt gern, Freude an Bewegung
c) Ausgeprägtes Besitzdenken, teilt ungern; folgt einfachen Instruktionen, Trotzphase
d) Rechts- und Linkshändigkeit sind ausgebildet, zählt bis 10, kennt einige Kinderlieder, egozentrisch

Aufgabe 8 Motorische Entwicklung von Säugling und Kleinkind

MKK Abb. 22.11
BAP Abb. 21.12

In welchem Alter sollte das Kleinkind die folgenden Fähigkeiten im Rahmen einer „normalen“ Entwicklung spätestens erworben haben?

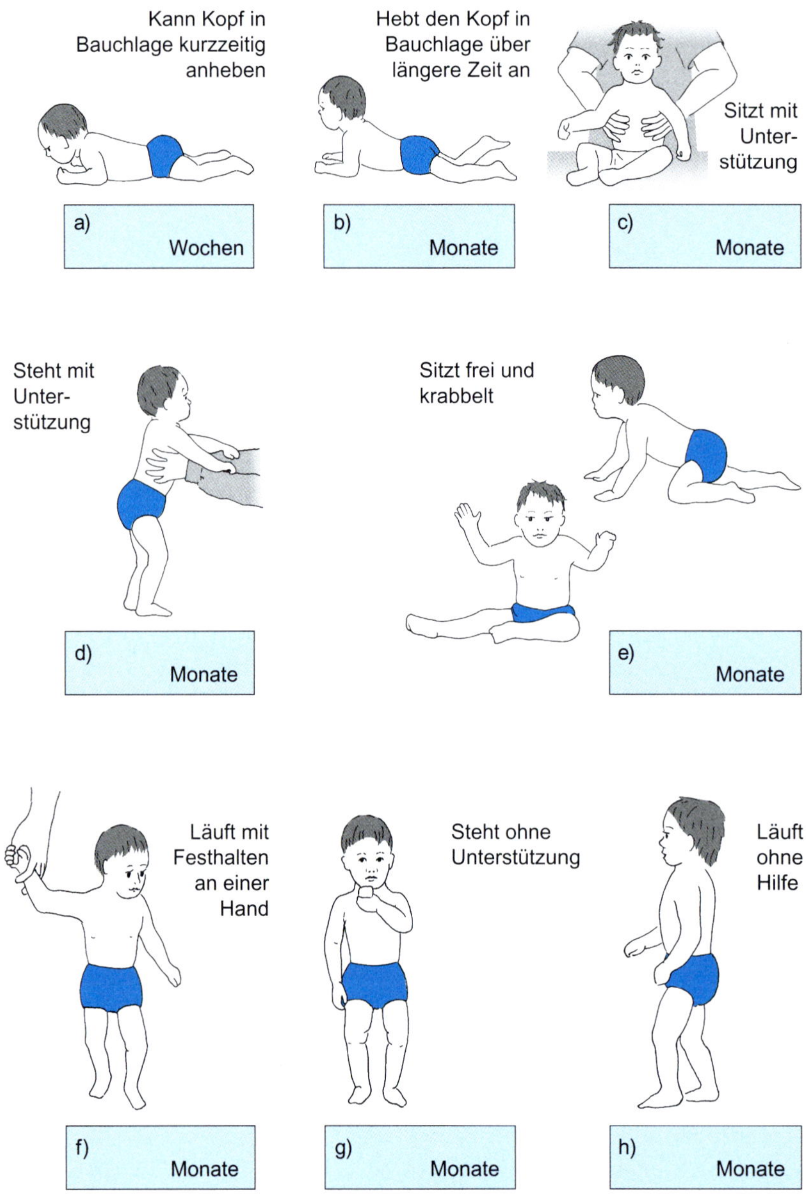

Kinderkrankheiten

Aufgabe 9
MKK 22.6

Bitte lösen Sie das Rätsel.

1) Infektion, die beim ersten Kontakt mit den Erregern zur Erkrankung führt, aber nach Überstehen meist eine lang dauernde (evtl. lebenslange) Immunität hinterlässt.
2) Durch .... sind diese Krankheiten hierzulande selten geworden.
3) Typische Kinderkrankheit mit juckenden Bläschen, Pöckchen und Pusteln. Die Zweitinfektion im Alter kann als Gürtelrose auftreten.
4) Häufigste Todesursache im Säuglingsalter ist der plötzliche ...., der meist in der Schlafphase ohne jegliche Vorwarnung eintritt.
5) Schwere bakterielle Infektion mit stakkatoähnlichen Hustenanfällen. Säuglinge reagieren bisweilen auch mit Atempausen, die zum Tod führen können.
6) Heute leiden etwa 15 % der Grundschulkinder an einer ...., die sich als Heuschnupfen, Asthma bronchiale oder Neurodermitis äußert.
7) Früher weit verbreitete Krankheit, die auf ein gestörtes Knochenwachstum aufgrund eines Vitaminmangels zurückzuführen ist.
8) Virale Infektion mit rosaroten Flecken, Erkältungssymptomen, anfangs geschwollenen Lymphknoten im Nacken. Ist im Kindesalter meist ungefährlich, hat jedoch fatale Folgen bei Erkrankung einer schwangeren Frau innerhalb der ersten drei Monate der Schwangerschaft.

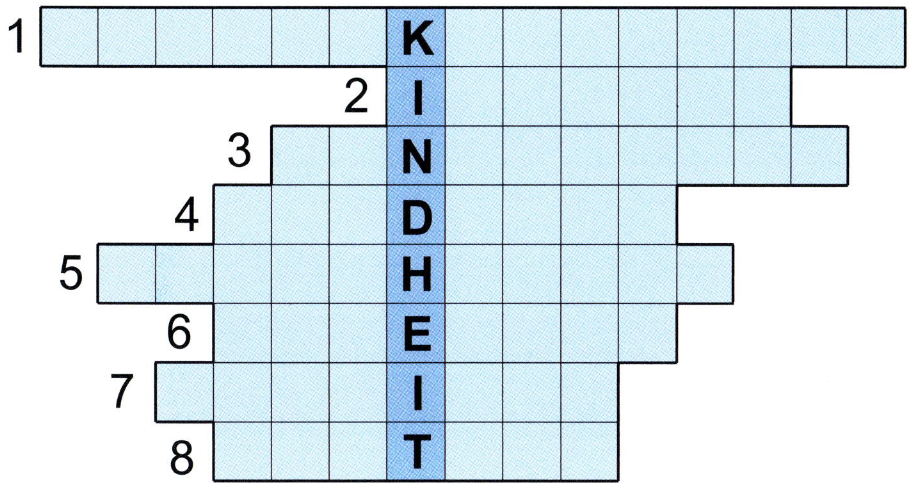

Aufgabe 10
MKK 22.6

Kind im Krankenhaus

Das Krankenhaus kann für das Kind eine fremde und bedrohliche Umgebung sein. Besondere Maßnahmen und Begleitumstände helfen Kindern, sich im Krankenhaus wohlzufühlen. Bitte wählen Sie die richtigen Aussagen aus.

a) Unangenehme Maßnahmen sollten in einer kindgerechten Umgebung, wie sie das Spielzimmer darstellt, vorgenommen werden.
b) Nur eine ehrliche Kommunikation mit dem Kind trägt langfristig zu seinem Vertrauen bei. Es sollten nur Dinge versprochen werden, die auch eingehalten werden können.
c) Das Pflegepersonal sollte häufiger wechseln, damit sich das Kind an die typischen Bedingungen eines Krankenhauses gewöhnt.
d) Die Eltern sollten so oft und so lange wie möglich bei ihrem Kind sein und sich ggf. mit in der Klinik aufnehmen lassen.
e) Auf Wärme in der Umgebung des Kindes, insbesondere eines Säuglings, sollte geachtet werden, ebenso sollten die Instrumente und die Hände des Untersuchers warm sein.

Aufgabe 11
MKK 22.6.1
BAP 21.2.3

Plötzlicher Kindstod (SIDS)

Es konnten Risikofaktoren für den plötzlichen Kindstod herausgefunden werden. Welche gehören nicht dazu?

a) Schlafen des Säuglings auf festen Matratzen
b) Nicht gestillte Säuglinge haben ein 2–3-fach erhöhtes SIDS-Risiko
c) Übergewicht des Neugeborenen
d) Zigarettenrauchen der Mutter erhöht das Risiko um das 5–10-fache
e) Konsum von Alkohol und Drogen durch die Mutter
f) SIDS bei Geschwistern

Aufgabe 12
MKK 13.6, 13.7.1, 22.6.2, Abb. 22.19
BAP 13.9

Allergien im Kindesalter

Welche Aussagen sind richtig?

a) Landkinder sind anfälliger für Allergien als Stadtkinder, weil sie in einer meist unhygienischen Umgebung aufwachsen.
b) Die im Fell von Stalltieren vorhandenen Endotoxine „trainieren“ das Immunsystem von kleinen Kindern, wenn diese damit in Berührung kommen.
c) Eine gesunde Darmflora kann das Immunsystem stabilisieren und Allergien verhindern.
d) Heute leiden 50 % aller Schulkinder an Allergien. Vor 30 Jahren waren es noch etwa halb so viele.

23 Ältere Menschen

Alterungsvorgänge

Aufgabe 1
MKK 23.1.1
BAP 22.1

Welche Aussage trifft nicht zu?

Alterungsvorgänge…

a) sind für alle höheren Lebewesen gültig.
b) lassen sich durch lebenslange Schonung hinauszögern.
c) sind nicht umkehrbar (irreversibel).
d) führen zu einer verminderten Anpassungsfähigkeit des Individuums.
e) sind für jede Art genetisch vorherbestimmt, d. h. für jede Art lässt sich eine maximale Lebenserwartung beobachten.

Veränderungen der Organsysteme im Alter

Aufgabe 2
MKK 23.2
BAP 22.3, Tab. 22.1

Die typischen Organveränderungen des alten Menschen sind in diesem Silbenrätsel versteckt.

al – ar – ar – de – em – in – kon – nenz – ob – pa – phy – pres – rio – ro – se – se – sem – siv – skle – sti – te – ters – thro – ti – tion

a) Ursache der typischen Gefäßveränderungen im Alter ist die ....
b) Die Abnahme der Lungenelastizität führt zum ...., außerdem bewirkt sie eine Verschlechterung der Lungenfunktion.
c) Osteoporose, Bewegungsmangel und lebenslange unzureichende Kalziumzufuhr verstärken den Knochenabbau im Alter. Viele alte Menschen sind schmerzbedingt erheblich in ihrer Mobilität eingeschränkt. Häufige Ursache der Schmerzen ist ...., d. h. Veränderungen der Gelenkflächen.
d) Jede länger dauernde Immobilität beeinträchtigt auch das seelische Befinden. Häufig wird der Patient zunehmend passiv und ....
e) Veränderungen der Darmflora bedingen teilweise die im Alter typische Neigung zur ....
f) Ein häufiges Problem ist die abnehmende Blasenmuskelspannung, die zu .... führt. Diese Patienten sind sehr anfällig für Harnwegsinfekte, die sich u. a. durch Brennen beim Wasserlassen äußern.

Aufgabe 3 Biografisches und biologisches Alter

MKK 23.1.5
BAP 22.3

Bitte ordnen Sie zu:

1) Biografisches Alter
2) Biologisches Alter
a) Maß für die gegenwärtige gesundheitliche Situation
b) Am Kalender ablesbares Alter

Aufgabe 4 Ernährung älterer Menschen

MKK 23.2.4

Welche Aussage trifft nicht zu?

a) Über 70-jährige benötigen nur noch 70 % der Kalorienzufuhr, die 20-jährige benötigen.
b) Proteinmangel bei alten Menschen führt zum Verlust von Muskelmasse.
c) Alte Menschen benötigen einen höheren Anteil an Glukose in der Nahrung, um den nachlassenden Hirnstoffwechsel zu unterstützen.
d) Eine großzügige Zufuhr von Ballaststoffen im Alter beugt der Obstipation vor.
e) Häufig haben alte Menschen keinen Durst. Die geringe Flüssigkeitszufuhr kann zu Obstipation oder gar Exsikkose führen.

Aufgabe 5 Zentralnervöse und psychiatrische Probleme im Alter

MKK 23.3–23.4
BAP 22.5.3–22.5.4

Bitte lösen Sie das folgende Rätsel.

1) Viele alte Menschen klagen über einen gestörten ....-Wach-Rhythmus. Sinnvoller als eine Tabletteneinnahme ist eine Umstellung des Lebensrhythmus.
2) Symptome der Demenz sind zunächst Gedächtnisstörungen, später auch Veränderungen der ....
3) Oft bestehen erhebliche Störungen der .... zu Zeit, Ort und Personen, da das Erinnerungsvermögen beeinträchtigt ist. Häufige Wiederholungen dieser Angaben und Orientierungstafeln helfen den Patienten, sich zurechtzufinden.
4) Häufigste Einzelursache von Pflegebedürftigkeit im Alter.
5) Bewusstseinsstörung mit Desorientiertheit, Denkstörungen und Gedächtnisstörungen.

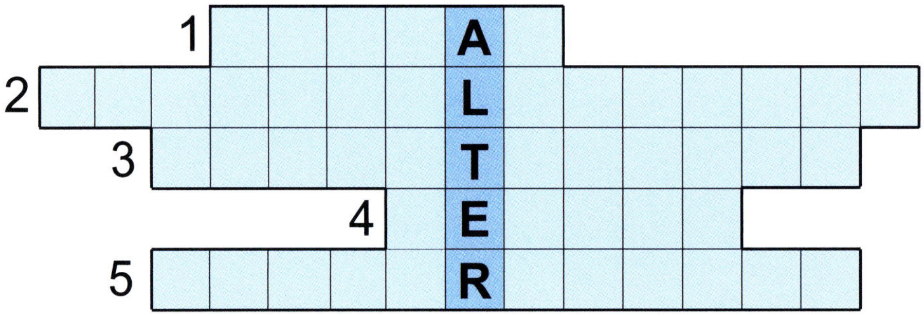
1
2
3
4
5
A
L
T
E
R

Medikamentenstoffwechsel (Pharmakokinetik) im Alter

Aufgabe 6
MKK 23.5

Welche der vier Aussagen trifft zu?

a) Alte Patienten müssen wegen des langsameren Stoffwechsels die jeweils doppelte Menge eines Medikaments erhalten, damit die ausreichende therapeutische Wirkung erzielt wird.
b) Die Nierenausscheidung ist im Alter deutlich beschleunigt, daher werden höhere Medikamentendosen benötigt als bei jüngeren Patienten.
c) Beim alten Menschen ist die Ausscheidung über die Niere für viele Medikamente verzögert, daher kann bei einer unangepassten Dosierung von Medikamenten eine Anreicherung bis hin zur Medikamentenvergiftung die Folge sein.
d) Es besteht kein Unterschied in der Ausscheidungsleistung der Niere bei alten Menschen im Vergleich zur Ausscheidungsleistung der Niere bei jungen Menschen.

Probleme durch Immobilität

Aufgabe 7
MKK 23.2.3
BAP 22.5.1

Mit welchen Gesundheitsrisiken ist Bettlägerigkeit verbunden?

a) Dekubitus
b) Lungenentzündung
c) Magengeschwür
d) Darmverstopfung
e) Thrombose
f) Muskelatrophien

Stürze im Alter

Aufgabe 8
MKK 23.2.3
BAP 22.5.2

Stürze und deren Folgen gefährden alte Menschen. Welche der folgenden Aussagen trifft nicht zu?

a) Die überwiegende Zahl der Stürze alter Menschen im Krankenhaus passiert in der ersten Woche nach der Einweisung.
b) Schwindel, Synkopen und der Wechsel in eine unbekannte Umgebung fördern Stürze.
c) Das Risiko für einen Sturz lässt sich mindern, wenn die Pflegenden mit den Patienten z. B. das Ertasten des Lichtschalters im Dunkeln oder den Gang zur Toilette üben.
d) Wenn ältere Menschen im Krankenhaus häufig allein gelassen werden, ereignen sich Stürze am seltensten, weil dann die Ablenkung am geringsten ist.

Typische Symptome einer Demenz

Aufgabe 9
MKK 23.4.3
BAP 22.5.4

Bitte ergänzen Sie die fehlenden Buchstaben:

a) Störungen der M.........fä...........it
b) Verlust des T........-N.........-R...............mus
c) I..........res............lo........t
d) Fehlen von G.............hl...........gu.....en
e) R.....z.....rk...t und A.......r.........vi..........ät
f) A.........thie
g) I.......ko............nenz
h) G.......gst..........ungen

Aufgabe 10 Umgang mit Demenzkranken

MKK 23.4.3
BAP 22.5.4

Wie reagieren Sie in bestimmten Situationen auf den Demenzkranken, bzw. wofür sorgen Sie, damit er nicht überfordert wird? Schreiben Sie jeweils auf die rechte Seite das angemessene Vorgehen zu der links geschilderten Situation.

Situation	Adäquates Verhalten der Pflegeperson
1) Der Demenzkranke versteht Sie nicht wegen seines nachlassendes Sprachverständnisses.	....
2) Der Demenzkranke antwortet nicht sofort auf eine wichtige Frage.	....
3) Der Demenzkranke weiß nie, wie viel Uhr es ist und vergisst, wo die Toilette ist, seine Orientierung ist reduziert.	....
4) Der Schlaf-Wach-Rhythmus des Demenzkranken ist gestört und er ist tags müde.	....
5) Der Demenzkranke spricht Anschuldigungen aus.	....

Aufgabe 11 Nachlassende Sinnesleistungen im Alter

MKK 23.2.10
BAP 22.3, 22.5

Neben dem Abnehmen des Sehens, Hörens sowie des Geschmackssinns können auch weitere Sinneswahrnehmungen im Alter zurückgehen.

Bitte ergänzen Sie die Begriffe und kombinieren Sie damit die entsprechenden möglichen Risiken für den alten Menschen. Betroffen sein können:

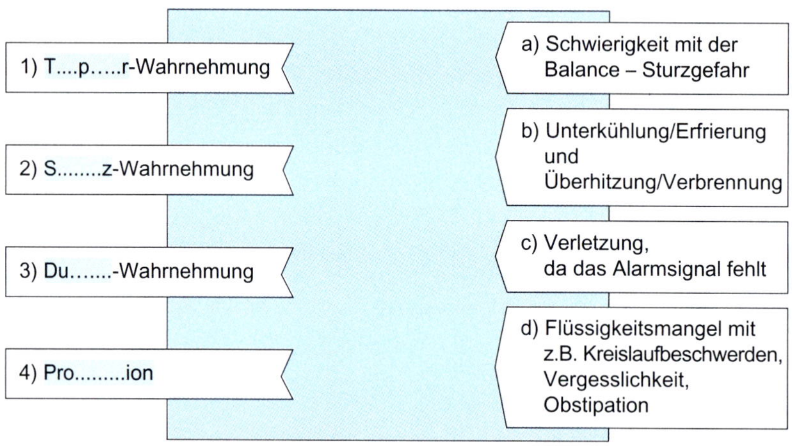

24 Notfälle

Die 5 W des Notrufs

Aufgabe 1
MKK 24.1.3

In der akuten Notfallsituation muss der Notruf fünf wichtige Informationen umfassen (fünfmal W). Welche Punkte sind überflüssig?

a) Wo geschah es?
b) Was geschah?
c) Warum geschah es?
d) Wie viele Verletzte gibt es?
e) Wie heißen die Verletzten?
f) Welcher Art sind die Verletzungen?
g) Warten auf Rückfragen

Lagerungsformen

Aufgabe 2
MKK 24.3.3, Abb. 24.15

Bei welchen Notfallsituationen wird welche Lagerung vorgenommen?

Bitte ordnen Sie zu:

a) Schock und Bewusstlosigkeit
b) Atemnot, kardiogener Schock
c) Schock, Blutvolumenmangel, Kreislaufschwäche
d) Wirbelsäulenverletzung

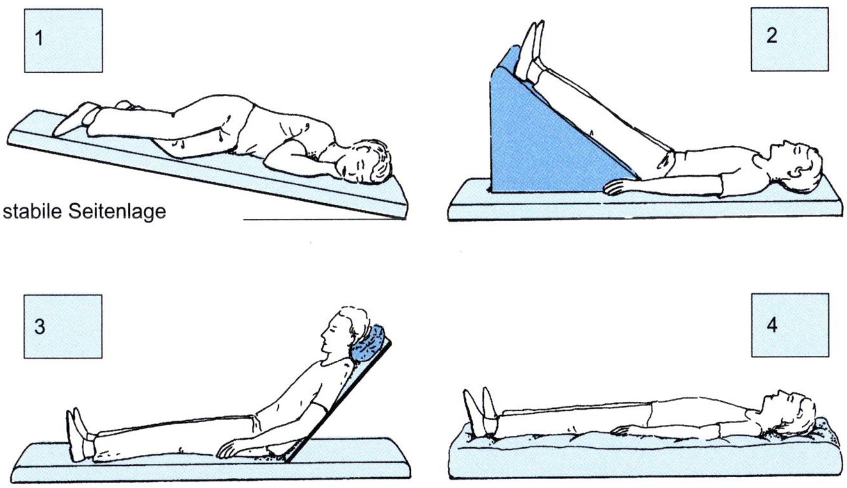

Aufgabe 3
MKK 24.1

Prüfung der Vitalfunktionen

Welche Punkte gehören in der akuten Notfallsituation nicht zur Prüfung der lebenswichtigen Funktionen des Körpers?

a) Prüfung des Bewusstseins
b) Fragen nach Hunger bzw. letzter Nahrungsaufnahme
c) Prüfung der Atmung
d) Prüfung von Puls und Kreislaufsituation
e) Prüfung der Reflexe
f) Prüfung der Sensibilität

Aufgabe 4
MKK 24.3.3

Knochenbrüche

Bitte ordnen Sie zu:

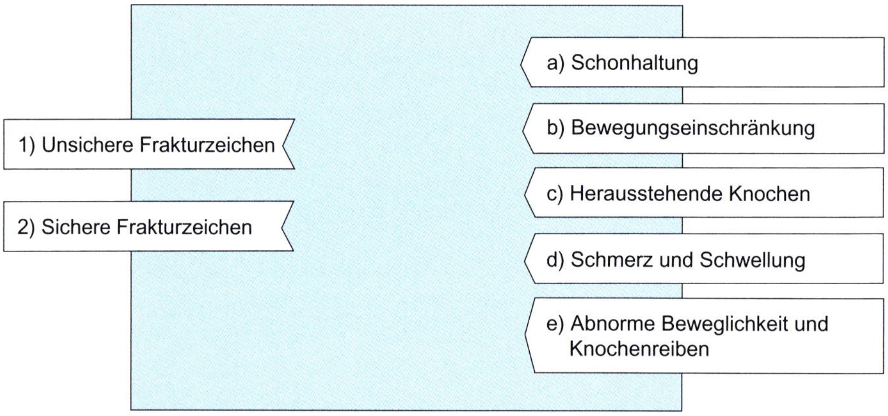

Aufgabe 5
MKK 24.4

Wiederbelebung in der Klinik

Welche Maßnahmen werden bei einer kardiopulmonalen Reanimation getroffen?

a) V.......... p..............
b) A........... f.............
c) H..............m.............
d) A...........s.............
e) D.............t........

Erste Hilfe bei Verbrennungen

Aufgabe 6
MKK 24.5.6

Bitte ergänzen Sie folgende Sätze.

Über ausgedehnte Brandwunden verliert der Körper große Mengen an G..........f..........keit mit Proteinen und Elektrolyten. Durch den Flüssigkeitsverlust kann es zum V..........m............schock kommen. Je nach Grad der Verbrennung ist die Haut durch R.............., Bl..........b.........ung oder tiefer gehende Gewebeschädigungen betroffen. Brennende Personen werden mit .... übergossen oder in D................ eingehüllt, um die Flammen zu ersticken. Verbrennungen und Verbrühungen müssen rasch und nachhaltig g..................t werden (mit kühlem Wasser maximal ..... Minuten). Extremitäten sollten sofort für ca. zehn Minuten in kühles Wasser getaucht werden. Keinesfalls dürfen S............., P.............. oder Sp........... angewendet werden.

Stabile Seitenlagerung

Aufgabe 7
MKK Abb. 24.4

Bitte bringen Sie den Ablauf einer stabilen Seitenlagerung durch Nummerieren der Darstellungen in der richtigen Reihenfolge.

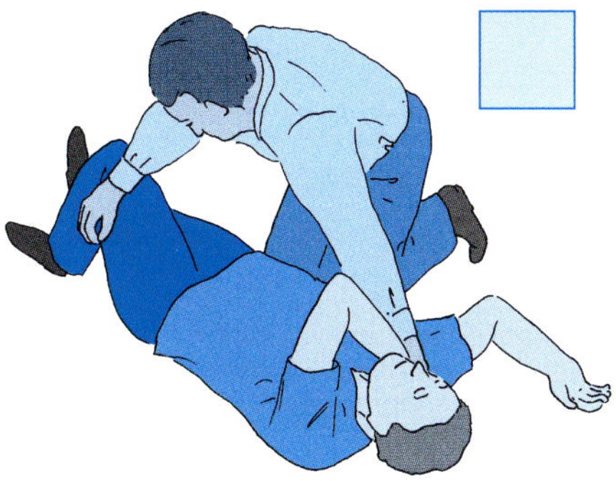

a) Mit einer Hand den Handrücken des Bewusstlosen an der Wange fixieren.

Mit der anderen Hand das weiter entfernte Bein am Knie fassen, hochziehen (Knie gebeugt, Fuß auf dem Boden) und Betroffenen zu sich herüber drehen.

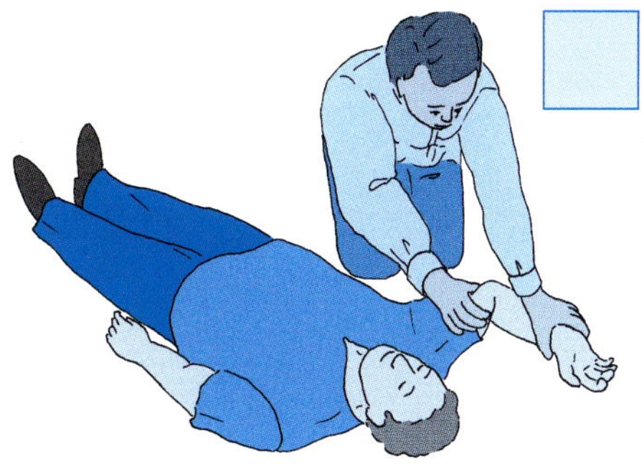

b) Den zugewandten Arm des Bewusstlosen rechtwinklig abspreizen.

Den Arm so beugen, dass die Handfläche nach oben zeigt.

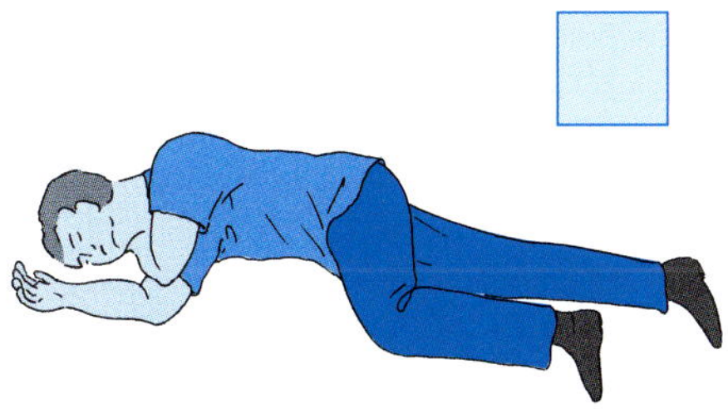

c) Hüfte und Knie des oben gelegenen Beins beugen.

Zum Freihalten der Atemwege Kopf des Betroffenen nackenwärts beugen.

Diese Position ggf. mit der unter der Wange gelegenen Hand sichern.

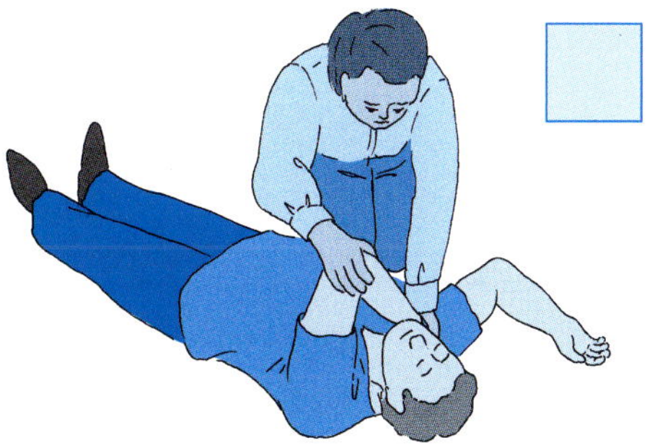

d) Den weiter entfernten Arm über die Brust des Betroffenen heranholen.

Den Arm beugen und Handrücken an die Wange des Bewusstlosen legen.

Aufgabe 8 Blutstillung

MKK 24.3.1, Abb. 24.13

Welche der folgenden Aussagen sind richtig?

a) Verliert ein Erwachsener einen Liter Blut oder mehr, so besteht Schockgefahr.
b) Zum Stillen einer Blutung reicht das Abdrücken von Arterien mit dem Daumen immer aus.
c) Die blutende Extremität muss hoch gelagert werden.
d) Wird die blutende Extremität nicht abgebunden, so drohen Thrombose sowie Gewebe- und Nervenschädigung.

Aufgabe 9 Schockformen

MKK 24.3.2

Bitte ordnen Sie zu:

1) Volumenmangelschock
2) Kardiogener Schock
3) Septischer Schock
4) Anaphylaktischer Schock

a) Folge einer allergischen Reaktion auf Medikamente oder Insektenstiche
b) Folge großer Blutverluste
c) Folge der Wirkung von Giften, die durch im Blut zirkulierende Mikroorganismen gebildet werden
d) Folge eines Herzversagens durch Herzinfarkt oder Herzrhythmusstörungen, wobei das Herz als Pumpe ausfällt.

Aufgabe 10 Erkennen eines Schockpatienten

MKK 24.3.2

An welchen Symptomen erkennt man einen Schockpatienten? Die ersten Buchstaben der richtigen Antworten ergeben eine international wichtige Buchstabenkombination für Notfallsituationen.

a) Schneller Puls (mehr als 100 Schläge/Min.), der immer schwächer wird und schließlich kaum noch zu tasten ist
b) Ansteigen des Blutdrucks auf 180 mmHg
c) Feuerrotes Gesicht
d) Oligurie (Verminderung der Harnausscheidung)
e) Lebhaftigkeit bis zum Delirium
f) Starkes Durstgefühl
g) Heiße und trockene Haut

Wundversorgung im Notfall

Aufgabe 11
MKK 24.3.3

Zur Wundversorgung im Rahmen der Ersten Hilfe durch einen nichtärztlichen Helfer gehört nicht:

a) Auftragen von Salben auf Verätzungen
b) Ausgiebiges Kühlen von Verbrennungen mit Wasser
c) Nähen einer Platzwunde
d) Auswaschen von Bisswunden durch Tiere unter Verwendung einer Seifenwasser-Lösung zur Vorbeugung einer Tollwutinfektion

Defibrillation

Aufgabe 12
MKK 24.2.3

Die Defibrillation ist eines der wichtigsten Verfahren in der Notfallmedizin. Bitte ergänzen Sie folgende Sätze.

Zeigt das EKG einen unkoordinierten ...., der einem Stillstand des .... vorausgeht, so ist eine Defibrillation angezeigt. Dabei werden breitflächige .... auf den nackten Brustkorb gesetzt. Sie leiten einen .... in das Herz, der .... übernimmt wieder die Führung und leitet einen regulären Herzschlag ein. Dies muss schnell geschehen, denn mit jeder verstreichenden Minute sinkt die Wahrscheinlichkeit einer erfolgreichen Wiederbelebung um .... Prozent.

Vergiftungsnotfälle

Aufgabe 13
MKK 24.5.3

Prüfen Sie die folgenden Aussagen im Zusammenhang mit Vergiftungsnotfällen. Welche Aussage ist keinesfalls richtig?

a) Liegt ein Vergiftungsverdacht durch Verschlucken giftiger Substanzen vor, so sollte immer umgehend das Erbrechen ausgelöst werden.
b) Ist ein Vergifteter bewusstlos, so sind die Schutzreflexe vermindert. Daher besteht zusätzlich die Gefahr, dass Erbrochenes aspiriert wird und die Atemwege verlegt.
c) Beim Erbrechen ätzender Substanzen kann zusätzlich die Speiseröhre geschädigt werden.
d) Bewusstseinsstörung, Koma, Krämpfe, Lähmungen, Kopfschmerzen und Schwindel weisen auf eine Vergiftung hin.
e) In der Klinik wird Aktivkohle zur Bindung von Giftresten im Darm gegeben und Antidote bei Vergiftung mit Einzelsubstanzen verabreicht.

Aufgabe 14
MKK 24.5.5, Tab. 24.1

Unterkühlung

Welche Aussage ist falsch?

a) Eine schwere Unterkühlung mit Koma, starren Pupillen und Reflexlosigkeit entwickelt sich unterhalb von einer Körpertemperatur von 28 Grad Celsius.
b) Zur Anregung des Kreislaufs und damit zur Erwärmung von Unterkühlten sollten deren Extremitäten passiv bewegt werden.
c) Beim bewusstseinsklaren Patienten sollte zunächst eine Erwärmung im Bereich des Körperstammes erfolgen. Erwärmt man die Extremitäten isoliert, so riskiert man durch dortiges „Versacken" des Blutes einen Volumenmangelschock.
d) Liegt bei stark Unterkühlten ein Herzstillstand vor, so muss auch im Zweifelsfall zügig eine kardiopulmonale Reanimation vorgenommen werden.

Aufgabe 15
MKK 24.5.4

Hirnorganische Krampfanfälle

Eine Person erleidet einen Krampfanfall und fällt zu Boden. Welche der folgenden Maßnahmen ergreifen Sie?

a) Einen Arzt herbeirufen, der Diazepam (Valium®) intravenös injiziert.
b) Einen Keil oder eine Mullbinde zwischen die Zähne des Krampfenden schieben, um einen Zungenbiss zu vermeiden.
c) Den Kopf des Krampfenden weich lagern.
d) Die krampfenden Arme und Beine des Betroffenen festhalten.

Aufgabe 16
MKK 24.6.1

Kanülenverletzung

Bitte lösen Sie das Silbenrätsel.

an – b – del – fek – fung – hand – he – he – imp – in – ka – kap – kör – na – nis – on – pa – pe – per – plas – schu – schutz – stich – ter – ter – ti – ti – ti – ti – tik – tis

1) Sollten bei der Blutabnahme als Schutz vor Kontakt der Hände mit Blut getragen werden: ....
2) Kann die Finger des Blutabnehmers verletzen: ....
3) Sollte nach der Injektion nicht wieder über die Kanüle gesteckt werden: ....
4) Hier hinein werden die Kanülen sofort nach der Blutabnahme geworfen: ....
5) Kann durch Blutkontakt mit verletzter Haut geschehen: ....
6) Kann dabei (s. 5) übertragen werden. Schädigt die Leber: ....
7) Kann vor Krankheit (s. 6), aber nicht von HIV schützen: ....
8) Sollte nach Ansteckungsverdacht im Labor bestimmt werden: ....

25 Patientenfälle aus Klinik und Pflege

FALL 1

Plötzliches Heben schwerer Last führt zu Lähmung im Bein

Der Vorgarten soll in Stellplätze für die Autos der beiden erwachsenen Kinder umgewandelt werden. Rüdiger Zumboll, ein eher unsportlicher und übergewichtiger Mann von 56 Jahren, hat in einem Baumarkt einen Anhänger gemietet und mit Kisten von Verbundsteinen beladen lassen. Zuhause angekommen, öffnet er den Anhänger, beugt sich vor und wuchtet die erste der schweren Kisten hoch. Da schießt plötzlich ein vernichtender Schmerz in den Bereich seiner Lendenwirbelsäule.

Rüdiger Zumboll lässt die Kiste auf den Anhänger zurückfallen und versucht zum Haus zu kommen. Dabei merkt er schon, dass ihm der Schmerz, der in das linke Bein ausstrahlt, nicht nur den Atem nimmt, sondern dass seine Füße sich taub anfühlen und ihm das Gehen schwer fällt. Drinnen legt er sich auf die Couch und ruft nach seiner Frau. Als sie hereinkommt, versucht Rüdiger Zumboll gerade wieder aufzustehen, aber es gelingt ihm nicht, vor allem sein linkes Bein ist wie gelähmt. Frau Zumboll ruft den Rettungsdienst an. Bis der Krankenwagen kommt lagert sie die Beine ihres Mannes auf telefonische Anweisung des Rettungsassistenten, um den Schmerz zu vermindern. Wenig später wird Herr Zumboll in die nächstgelegene neurochirurgische Klinik transportiert. Nach der neurologischen und radiologischen Untersuchung wird der Patient umgehend notfallmäßig operiert.

Fragen Fall 1

MKK 6.3.3–6.3.4, 8.4, 8.5.1
BAP 7.3.2, 9.9

1) Welche Diagnose stellen Sie aufgrund der Beschreibung?
2) Zu welcher speziellen Lagerung hat der Rettungsassistent die Frau angewiesen und was bewirkt sie?
3) Wie ist die Bandscheibe aufgebaut und welche Funktion hat sie?
4) Welche Therapie hat nach der Operation des Bandscheibenvorfalles den wichtigsten Stellenwert?
5) Welche häufigen Fehlhaltungen der Wirbelsäule gibt es, die chronische Rückenschmerzen begünstigen?
6) Beschreiben Sie Aufbau und Äste der Spinalnerven sowie eine Besonderheit der Spinalnerven der unteren Lendenwirbelsäule.
7) Zu welchen weiteren Symptomen kann der Druck der Bandscheibe auf den abgehenden Spinalnerven führen?

FALL 2

Wenn der Gips zu eng wird

Vor drei Tagen zog sich der Dachdecker Jens Schwarzhufl (32 Jahre) eine Tibiafraktur links zu, die unter Narkose gerichtet werden musste. Danach erhielt er einen Unterschenkelgips. Nun erscheint der Patient mittags in der Ambulanz. Er gibt an, dass sich der Gips morgens sehr eng angefühlt habe. Nun seien die Zehen bläulich verfärbt, sehr kalt, er könne sie kaum noch fühlen. Da er auf diese Möglichkeit sowie auf das damit verknüpfte Risiko hingewiesen worden war, habe er sich sofort in die Ambulanz bringen lassen.

Fragen Fall 2

MKK 5.1.6, 6.8, 12.5.7
BAP 7.5.6

1) Welches Syndrom wird hier beschrieben?
2) Welche Muskelgruppen unterscheidet man am Unterschenkel?
3) Nennen Sie
   a) den größten Unterschenkelmuskel sowie
   b) die Muskeln, aus denen er sich zusammensetzt.
4) Wie entsteht das beschriebene Syndrom?
5) Wie lässt es sich rechtzeitig erkennen?
6) Welche akute Problematik, die zu ähnlichen Symptomen führt, muss ausgeschlossen werden?

FALL 3

Ein Sturz mit Vorgeschichte

Der 74-jährige Reginald Emack wird von den Sanitätern in die Ambulanz gebracht. Er ist zuvor gestürzt und klagt nun über starke Schmerzen. Bei der Untersuchung stellt der Arzt mehrere großflächige Hämatome an Oberschenkel und Gesäß sowie im Beckenbereich fest. Eine Fraktur von Becken oder Oberschenkel kann jedoch mittels Röntgenaufnahme ausgeschlossen werden. Dem Arzt fällt auf, dass das Gesicht des Patienten trotz großer Schmerzen maskenhaft starr und die Mimik reduziert ist. Der Arzt bittet den Patienten, aufzustehen und einige Schritte zu gehen. Es fällt ihm schwer, sich in Bewegung zu setzen, die Hände zittern rhythmisch. Der Patient hält sich nach vorne gebeugt.

Fragen Fall 3
MKK 8.2.3, 6.7.1, 6.8.1, 12.5.8
BAP 7.5.1, 7.5.4, 9.3.2, 12.4.5

1) Welche Krankheit hat bei Reginald Emack zum Sturz geführt?
2) Bitte nennen Sie die Knochen, die bei diesem Patienten entsprechend der Hämatomverteilung röntgenologisch untersucht werden mussten, um eine Fraktur auszuschließen.
3) Welche drei Leitsymptome charakterisieren das zugrundeliegende neurologische Krankheitsbild?
4) Nennen Sie mindestens vier Begleitsymptome der Erkrankung, die aus den Leitsymptomen resultieren.
5) Wie wird diese Krankheit behandelt? Nennen Sie die zwei am häufigsten angewandten Therapiemethoden.
6) Nach der Einnahme welcher Medikamente sollte der Patient Emack wegen des Auftretens der großflächigen Hämatome gefragt werden?
7) Was beachten Sie bei der Pflege von Herrn Emack im Hinblick auf seine Erkrankung?

FALL 4

Kopfschmerz, Regenbogenfarben und Nebel

Freya Körnig (65 J.) berichtet in der Ambulanz des allgemeinen Krankenhauses von unerträglichen Kopfschmerzen. Zuhause hat sie sich mehrfach erbrochen, noch immer kämpft sie mit massiver Übelkeit. Dann spricht die Patientin davon, dass sie merkwürdige Regenbogenfarben und Nebel sehe. Außerdem könne sie trotz Brille nicht so gut sehen wie sonst. Der Arzt bittet den Schwiegersohn der Patientin, sie in die Augenklinik zu fahren.

Fragen Fall 4
MKK 9.6.1, 9.6.10
BAP 10.6.1

1) Welche Diagnose stellt sich bei Freya Körnig?
2) a) Bitte beschreiben Sie den Aufbau des vorderen Augenabschnitts.
   b) Benennen Sie die Augenhäute von außen nach innen.
3) Welche ist die häufigste Ursache der akuten Augenerkrankung, die Frau Körnig entwickelt hat?
4) Welche Folgen hat die chronische Form ohne Behandlung?
5) Was kann man prophylaktisch dagegen unternehmen?
6) Welcher Augeninnendruck ist normal?
7) Wie wird therapiert?
8) Die Pflegende wird angewiesen, zweimal am Tag die Augen von Frau Körnig zu reinigen, die sich zusätzlich eine Bindehautentzündung zugezogen hat. Wie sollte die Reinigung der Augen erfolgen?

FALL 5

Keine körperliche Ursache für Kopfschmerz und Schwindel

Olga Gattek (50 J.) hat seit sechs Monaten hartnäckige Kopfschmerzen sowie Schwindel. Die Untersuchungen beim Neurologen und beim Orthopäden haben keinerlei Befunde erbracht, die die Symptomatik erklären.

Abends wird der Hausarzt von der Tochter der Patientin zu einem Hausbesuch gebeten. Die erwachsene Tochter berichtet, dass die Mutter seit Tagen im Wohnzimmer sitzt und weint. Nur mir Mühe kann sie sie dazu bewegen, etwas zu essen und abends schlafen zu gehen. Dann jedoch liege die Mutter stundenlang wach, ehe sie am frühen Morgen einschlafen kann. Sie stehe dann erst gegen Mittag auf. Dies allerdings sei der Mutter nur recht, denn morgens gehe es ihr immer besonders schlecht.

Der Arzt führt ein Gespräch mit der Patientin. Ihr 20 Jahre älterer Mann starb vor einem Jahr an einem Herzinfarkt. Frau Gattek glaubt, sie trage Schuld am Tod ihres Ehemannes, glaubt, sie habe nicht gut genug auf ihn aufgepasst und ihn zu spät zum Arzt geschickt. Sie verkraftet seinen Tod und ihre Schuldgefühle nicht. Seit Monaten verlässt sie die Wohnung nicht.

Der Schwindel macht sie zudem unsicher und die Kopfschmerzen wollen auch nicht vergehen. Ihr Leben komme ihr sinnlos vor. Über den Besuch ihrer Tochter kann sie sich gar nicht richtig freuen, so wie früher. Nach dem Gespräch schlägt der Arzt vor, Frau Gattek in ein Fachkrankenhaus einzuweisen, wo ihr mit Medikamenten und Gesprächen geholfen werden soll.

Fragen Fall 5
MKK 10.7, 10.11

1) Welche Diagnose hat der Arzt gestellt und in ein Krankenhaus welcher Fachdisziplin weist er die Patientin ein?
2) Welche Symptome der Patientin sprechen für die diagnostizierte Erkrankung?
3) Wie viele Prozent aller Menschen leiden mindestens einmal im Leben an einer behandlungsbedürftigen Depression?
4) Welche Gefahr muss bei depressiven Patienten – insbesondere, wenn auch innere Unruhe, Angst und Getriebenheit vorliegen – bedacht werden?

FALL 6

Häufige Waldspaziergänge und ein entzündetes Knie

Lange und ausgedehnte Wanderungen in Begleitung ihres Hundes sind Isabelle Unekerns (35) liebste Wochenendbeschäftigung. Bei gutem Wetter trägt sie meist Shorts.

Doch dann wird sie plötzlich krank. Sie fühlt sich unwohl, hat Kopfschmerzen, Fieber und stellt fest, dass ihre Lymphknoten anschwellen. Sie verschiebt den geplanten Arztbesuch, da sie beruflich stark eingespannt ist und behilft sich mit Kopfschmerztabletten und Fiebermitteln. Nach einer Woche geht es ihr wieder besser, nur stellt sie fest, dass sie schneller ermüdet, als sie es sonst gewohnt ist. Nach ihrem Urlaub fühlt sie sich aber wieder so erholt wie vor dem Infekt.

Nach einem halben Jahr aber entwickeln sich Schmerzen im rechten Knie, das auch leicht anschwillt. Nun sucht sie ihren Arzt auf. Er fragt sie, ob sie sich an einen Zeckenbiss oder an eine rote Stelle auf ihrer Haut erinnern könne, die immer größer wurde und innen abblasste, um nach einiger Zeit von selbst wieder zu verschwinden. Einen Zeckenbiss habe sie nicht bemerkt, aber eine Rötung in der rechten Kniekehle sei ihr aufgefallen. Aber dann sei diese wieder verschwunden und sie habe sich keine Sorgen deshalb gemacht, wohl aber wegen des Fiebers und der Kopfschmerzen etwa zur gleichen Zeit. Der Arzt nimmt Blut ab. Als sich sein Verdacht dadurch bestätigt, verordnet er Isabelle Unekern ein Antibiotikum und bestellt sie zur erneuten Kontrolle ein.

Fragen Fall 6
MKK 13.5, 13.9.6, 13.8–13.13
BAP 13.1–13.4

1) Welchen Infekt hat sich Isabelle Unekern zugezogen?
2) Wodurch wird das die Infektion auslösende Bakterium übertragen? Um welchen speziellen Übertragungsweg handelt es sich?
3) Welche Übertragungswege für Infektionen im Allgemeinen gibt es? Nennen Sie bis zu acht verschiedene.
4) Wie nennt man die nach der Übertragung des Bakteriums Borrelia burgdorferi entstehende Rötung?
5) Welche Gruppen von Krankheitserregern gibt es allgemein?
6) Auf welche Gruppe von Erregern wirken Antibiotika? Was muss im Zusammenhang mit der Gabe von Antibiotika beachtet werden? Was lässt manche Antibiotika nutzlos werden? Wie kann man im Zweifelsfall das wirksame Antibiotikum herausfinden?

FALL 7

Fieber, Erbrechen und Übelkeit sind nicht immer Symptome einer Magen-Darm-Grippe

Es ist Winter und im Dorf grassiert eine Gastroenteritis. Dennis Firstel (9 Jahre) hat Bauchschmerzen vor allem in der Nabelgegend, Fieber (38,5 Grad) und ein wenig Durchfall, hat mehrfach erbrochen und klagt über Übelkeit. Der Arzt, der alle Hände voll zu tun hat und nur schnell zum Hausbesuch vorbeikommt und wenig Zeit mitbringt, untersucht den Jungen, den er sonst als ein munteres Kind kennt, das immer etwas zu erzählen hat. Er ist wie die Eltern der Auffassung, dass auch Dennis sich den Magen-Darm-Virus eingefangen hat („vom Tim, mit dem er gestern gespielt hat – der ist auch heute krank") und verordnet Bettruhe und entsprechende Medikamente.

Am Abend meldet sich die besorgte Mutter erneut und der Arzt macht einen zweiten Hausbesuch. Der Junge ist fiebrig und wirkt geistesabwesend. Er liegt mit ausgestreckten Beinen auf dem Sofa und spricht nicht. Der Arzt hat sofort einen Verdacht. Er bittet den Jungen die Beine anzuziehen. Dieser versucht es, bricht aber ab, da es starke Schmerzen insbesondere im rechten Unterbauch auslöst. Der Arzt tastet den Bauch ab und drückt auf einen Punkt zwischen Nabel und rechtem Beckenkamm und lässt ihn plötzlich los. Dennis schreit kurz auf. Der Arzt nimmt Dennis Blut ab und fährt zurück in die Praxis: die Blutuntersuchung ergibt eine Leukozytenzahl von 14,5 /nl sowie ein erhöhtes CRP (C-reaktives Protein). Er stellt Dennis eine notfallmäßige Einweisung ins Krankenhaus aus.

Fragen Fall 7

MKK 12.3.5, 17.8.1, Abb. 17.29, Abb. 17.39
BAP 12.3.5, 17.8.1, Abb. 17.31

1) Welche Verdachtsdiagnose hat der Arzt gestellt?
2) Wozu gehört der Darmabschnitt, um den es sich handelt? Dünndarm? Dickdarm? Rektum? Wo liegt dieser Darmabschnitt?
3) Worin besteht die Therapie der Appendizitis?
4) Mit welcher Anzahl liegen die Leukozyten im Normbereich?
5) Welche drei Hauptgruppen der Leukozyten gibt es und welche davon ist im Blut zahlenmäßig am stärksten vertreten?
6) Was befindet sich am Übergang zwischen Dünndarmende (terminales Ileum) und Dickdarmbeginn (Blinddarm)?

FALL 8

Atemnot auf der Kirchentreppe, dann Schmerzen hinter dem Brustbein

Am Sonntagnachmittag rufen die Nachbarn von Ilona Pampken (69) einen Krankenwagen, der sie ins Krankenhaus bringt. Am Morgen hatte sie die Kirche besuchen wollen. Sie musste jedoch den Aufstieg zum Kirchenportal über die steile Treppe mit 20 Stufen wegen starker Atemnot abbrechen. Die Nachbarin, die Frau Pampken nach Hause brachte, wollte den Notarzt rufen, doch Frau Pampken meinte, sie wolle sich einfach zu Hause erholen, das reiche. Am Nachmittag jedoch erhielt die Nachbarin einen Anruf von Frau Pampken, die ängstlich über Übelkeit und über einen krampfartigen Schmerz im Unterkiefer sowie Schmerzen hinter dem Brustbein berichtet, der nun seit 30 Minuten anhalte und auch nach Einnahme von „Kopfschmerztabletten" nicht nachlasse. Der aufnehmende Arzt stellt einen regelmäßigen Ruhepuls von 120 fest, der Blutdruck liegt bei 110/80 mmHg. Die Patientin ist kaltschweißig. Das Notfall-EKG zeigt eine für die zugrundeliegende Erkrankung typische Veränderung, die den Verdacht des Arztes bestätigt. Nach Anlegen eines venösen Zugangs und der Gabe von Sauerstoff wird die Patientin auf die Intensivstation verlegt. Wenig später kann das Blutgerinnsel, das zu dem akuten Ereignis geführt hat, aufgelöst werden.

Fragen Fall 8

MKK 14.5, 14.6.4–14.6.5 14.7.1–14.7.3, 15.4
BAP 14.5.5, 14.6.4–14.7, 15.3

1) Für welche Diagnose sprechen die Symptome von Frau Pampken am Sonntagmorgen?
2) Welche Diagnose stellt nachmittags der Arzt im Krankenhaus?
3) a) Welche Koronararterien gibt es, die zusammen mit ihren Ästen den Herzmuskel mit Blut versorgen?
   b) Welcher wichtige Koronararterienast versorgt die Herzspitze mit Blut?

4) Bitte ordnen Sie die folgenden Symptome zu:

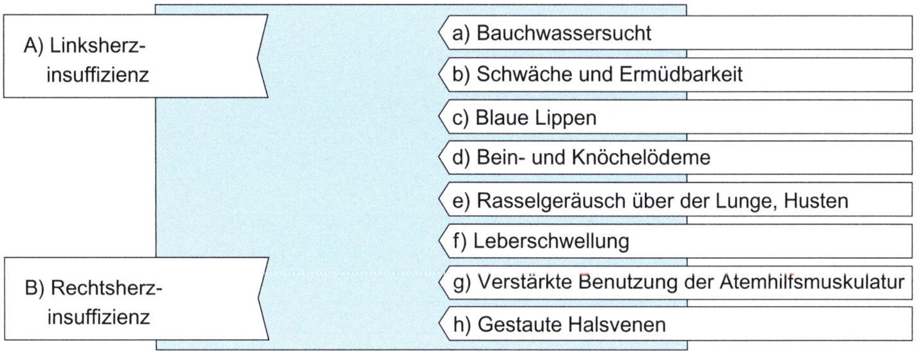

5) Welche typische Veränderung zeigt das EKG im Initialstadium bei Frau Pampken und dann im frischen Stadium I?
6) Welche lebensbedrohliche Entwicklung hätte diese Krankheit ohne therapeutischen Eingriff nehmen können (im Fall von Frau Pampken weist die Kombination schneller Puls/niedriger Blutdruck darauf hin)?
7) Wie wird Ilona Pampken von den Pflegenden gelagert werden?

FALL 9

Große Probleme nach 30-jährigem chronischem Alkoholmissbrauch

Guido Oftmüller (59) Buchhalter, arbeitete nach dem Verlust seines Arbeitsplatzes vor elf Jahren halbtags in der Telefonzentrale eines Konzerns. Seit einem Monat ist er arbeitsunfähig, vor allem wegen Sprachstörungen und anhaltender Schläfrigkeit. Nach der Scheidung vor zehn Jahren lebt er alleine in einer kleinen Einzimmerwohnung. Sein seit 30 Jahren intensiver Alkoholkonsum hat längst bleibende Spuren hinterlassen. Der mit ihm befreundete Nachbar ruft den Krankenwagen, als er Guido Oftmüller eines abends aufsucht und sieht, dass er Blut speit. Kurz vor dem notfallmäßigen Eingriff zur Blutstillung stellt der aufnehmende Arzt der Krankenhausambulanz folgende Symptome fest: Abgemagerter, 180 cm großer Patient mit dünnen Armen und Beinen, einem gelblichen Hautkolorit sowie leicht gelben Skleren. Der Patient hat vergrößerte Brustdrüsen (Gynäkomastie). Der Bauch ist dick, aufgetrieben und prall und er dokumentiert, dass in der Bauchdecke erweiterte Venen sichtbar sind. Die Handinnenflächen sind gerötet und er findet typische Hautveränderungen in Form kleiner Gefäßspinnen, insbesondere im Gesicht, aber auch auf der Brust.

Fragen Fall 9
MKK 17.10, 17.10.4, 17.10.8, Abb. 17.48, Abb. 17.52
BAP 17.6, Abb. 17.23

1) Welche Diagnose kommt bei Guido Oftmüller am ehesten in Frage?
2) Welche Notfallmaßnahme werden die Ärzte zur Stillung der Blutung vorgenommen haben?
3) Welche Ursache gibt es neben dem chronischen Alkoholmissbrauch noch für die zugrundeliegende Diagnose?
4) Welche Symptome gehören noch zu dem beschriebenen Krankheitsbild?
5) Welcher Faktor begünstigt Blutungen im Rahmen einer Leberzirrhose?
6) Durch welche Veränderungen in der Leber zeichnet sich die Leberzirrhose aus?
7) Beschreiben Sie den typischen groben Aufbau eines Leberläppchens.
8) Wie nennt man die Gelbfärbung von Haut und Skleren? Wie heißt sie bei der Leberzirrhose und wodurch kommt sie zustande, welche Laborwerte sind dadurch erhöht?
9) Der Patient ist wegen Sprachstörungen und anhaltender Schläfrigkeit arbeitsunfähig. Hängt dies auch mit der Grunderkrankung zusammen? Auf welche Weise?

FALL 10

Wenn der Stress auf das Gehör schlägt

Der Manager Christian Vanderbolt (42) trägt die Verantwortung für umfangreiche Veränderungen innerhalb der elektronischen Datenverarbeitung in seinem Konzern. Schon mehrere Wochen ist er damit beschäftigt und steht sehr unter Zeitdruck. Der Vorstand ist von einigen Lösungen noch nicht überzeugt. Heute muss er während einer Konferenz mit dem Führungsgremium seinen Vorgesetzten darlegen, dass es zu diesen Lösungen keine Alternative gibt. Das Meeting läuft gerade eine halbe Stunde, als er sich sehr über die Einwürfe eines Kollegen ärgert. Er spürt wie ihm der Ärger zu Kopf steigt und plötzlich hört er die Stimmen der Kollegen im Saal auf der linken Seite von ihm nur noch gedämpft, zudem stellt sich ein hoher, lauter Sinuston ein.
Christian Vanderbolt kann dem Verlauf des Meetings nicht mehr richtig folgen. Als sich dieser Zustand bis zur Pause nicht normalisiert hat, entschuldigt er sich und sucht umgehend einen HNO-Arzt auf. Nach einer gründlichen Untersuchung weist dieser ihn in die HNO-Klinik ein. Dort wird er noch einmal untersucht und erhält daraufhin für zwei Wochen täglich mehrstündige Infusionen. Ansonsten wird ihm Ruhe und Autogenes Training verordnet.

Fragen Fall 10
MKK 9.7.5–9.7.7
BAP 10.7.3

1) Welche Diagnose stellt der HNO-Arzt?
2) Was ist ein Tinnitus?
3) Welche Ursache liegt dieser Symptomatik meist zugrunde?
4) Wie heißt das Messverfahren für die Hörfunktion? Was genau wird dabei gemessen?
5) Bei welcher Frequenz entspricht die Dezibelskala der Phonskala? Was bedeutet die Einheit Phon?
6) Welche Therapie hat Christian Vanderbolt erhalten?

FALL 11

Wenn der Harnstrahl versiegt

Karl Schnepfling (62 J.) erscheint in der urologischen Praxis. Seit sieben Tagen konnte er nicht mehr Wasser lassen, nun hat er Fieber und starke Schmerzen im Unterbauch. Auf Nachfrage des Urologen gibt er an, seit ca. vier Jahren einen zunehmend abgeschwächten Harnstrahl zu haben. Zudem musste er immer häufiger am Tag, aber auch in der Nacht, Wasser lassen. Der Urologe rügt den Patienten dafür, acht Jahre lang keine Vorsorgeuntersuchung mehr wahrgenommen zu haben. Bei der Untersuchung von Karl Schnepfling fällt auf, dass der Katheterurin trüb ist und auffällig riecht. Der Urinteststreifen zeigt unter „Nitrit" ein stark rosafarbenes Testfeld. Schließlich weist der Arzt den Patienten notfallmäßig in die urologische Klinik ein. Dort wird er stationär aufgenommen und bekommt zunächst einen Blasenkatheter sowie ein Antibiotikum. Sobald wie möglich soll eine Operation durchgeführt werden.

Fragen Fall 11
MKK 19.4.4, 19.5.4–19.5.7, 20.2.7, Abb. 20.1
BAP 18.5, 19.1.6, Abb. 19.6

1) Welche Diagnose stellen Sie im Falle von Karl Schnepfling?
2) a) Wie groß ist die gesunde Prostata?
   b) Welche anatomische Struktur liegt kranial von der Prostata?
   c) Welche anatomische Struktur liegt kaudal von der Prostata?
   d) Welche anatomische Struktur wird von ihr umschlossen?
3) Welche beiden Geschlechtsdrüsen des Mannes gibt es außer der Prostata?
4) Wie hat sich im Fall von Herrn Schnepfling die Prostatavergrößerung auf die ableitenden Harnwege ausgewirkt?
5) Bei wie viel Prozent der Männer kommt es ab dem 55. Lebensjahr zu einer Prostatahyperplasie?
6) Warum hat Herr Schnepfling Fieber, und was bedeutet die trübe Farbe des Urins sowie die Verfärbung des Urinteststreifens?
7) Was muss beim Legen eines Blasenkatheters unbedingt beachtet werden?
8) Durch welche Untersuchungen lässt sich bei Herrn Schnepfling ein Prostatakarzinom weitgehend ausschließen?
9) Welche therapeutische Maßnahme wird sich bei Herrn Schnepfling an eine erfolgreiche Antibiose anschließen?

FALL 12

Armschwellung nach der Lymphknotenentfernung

Vor sechs Monaten wurden Silke Tackel, 42 Jahre, wegen eines Mammakarzinoms die rechte Brustdrüse sowie die Lymphknoten der rechten Achsel entfernt. Die anschließende Chemotherapie sowie die nachfolgende Radiotherapie haben sie sehr geschwächt. Da sie seit sieben Tagen Fieber hat und ausgeprägte körperliche Schwächesymptome zeigt, ist sie für ein paar Tage zur Abklärung und Nachuntersuchung im Krankenhaus. Der rechte Arm von Silke Tackel ist stark angeschwollen.

1) Stellen Sie die Diagnose bezüglich der Armschwellung von Frau Tackel.
2) Nennen Sie die anatomischen Hauptstrukturen der Brustdrüse.
3) In welcher Region der Brust treten Mammakarzinome am häufigsten auf?
4) Wie heißt die operative Entfernung einer Brustdrüse? Wie nennt man die axilläre Ausräumung von Lymphknoten?
5) Warum werden bei Vorliegen eines Mammakarzinoms die axillären Lymphknoten der gleichen Seite entfernt?
6) Wie kommt es zur Schwellung des rechten Armes von Silke Tackel?
7) Was ist in Bezug auf den rechten Arm pflegerisch zu beachten?
8) Wie kann man Frau Tackel helfen, den rechten Arm zu entlasten?

Fragen Fall 12
MKK 12.6.2, 20.3.9–20.3.10, Abb. 20.23, Abb. 20.24, Abb. 20.25
BAP 19.2.9, Abb. 19.14, Abb. 19.15

FALL 13

Wenn alles zuviel wird und das Leben wie in Zeitlupe abläuft

„Es wird immer schlimmer mit der Gertrude," sagt ihr Ehemann, als sie das Sprechzimmer des Arztes betreten. Gertrude Langweint, eine 45-jährige Landfrau, wirkt müde und blaß und vorgealtert. Sie hat seit dem letzten Arztbesuch vor acht Jahren deutlich an Gewicht zugenommen. Das Gesicht ist teigig verquollen, das Haar glanzlos und struppig. Unsicher und verzögert reicht sie dem Arzt die Hand zur Begrüßung. Sie könne sich zu gar nichts mehr aufraffen, alles bleibe liegen daheim, sie friere ständig – auch im Sommer – und habe manchmal tagelang keinen richtigen Stuhlgang, berichtet der Ehemann und seine Frau nickt langsam bestätigend dazu und wirkt doch abwesend.
Der Arzt misst den Blutdruck, der 95/50 mmHg beträgt, der Puls liegt bei 52/Minute. Als der Arzt die Blutdruckmanschette vom Arm abnimmt, registriert er die verdickte teigige Haut auch an den Armen. Der Arzt hat eine Verdachtsdiagnose. Er nimmt der Patientin eine Blutprobe ab. Ein paar Tage später wird seine Diagnose durch das Blutergebnis bestätigt. Die Patientin erhält ein Präparat, das sie täglich einnehmen muss. Zwei Monate später geht es Frau Langweint schon deutlich besser.

1) Welche Erkrankung hat die Patientin? Wodurch wird sie bei Erwachsenen ausgelöst?
2) Was macht diese auslösende Vorerkrankung mit dem Schilddrüsengewebe?
3) Es gibt noch eine zweite wichtige Funktionsstörung der Schilddrüse. Worum handelt es sich und welches sind die wichtigsten klinischen Symptome?
4) Welchen Stoff benötigt die Schilddrüse zur Herstellung der beiden bekannten Schilddrüsenhormone und wie heißen diese?
5) Welche wichtigen Funktionen haben die Schilddrüsenhormone im Bereich des Stoffwechsels?
6) Wodurch kommt es zu einer Vergrößerung der Schilddrüse (Struma)?

Fragen Fall 13
MKK 11.4, Abb. 11.11, Tab. 11.3
BAP 11.4

FALL 14

Ein Gesundheitsproblem in der Spätschwangerschaft

Melanie Begrany (34) ist zum zweiten Mal schwanger; sie ist im siebten Monat. Morgens nach dem Aufstehen bemerkt sie eine starke Schwellung ihrer Beine. Kurz bevor sie am späten Vormittag zum Einkaufen das Haus verlassen will, muss sie plötzlich erbrechen. Zudem kann sie sich wegen starker Schwindelanfälle kaum aufrecht halten. Augenflimmern und ein Tinnitus kommen hinzu. Sie ruft ihre Gynäkologin an, die ihr empfiehlt, umgehend die nächste Klinik aufzusuchen. Ihr Mann fährt sie dorthin. Dort stellt man fest, dass Frau Begrany einen Blutdruck von 190/120 mmHg hat; ihr Urin enthält Protein. Sie wird zur Therapie und Überwachung aufgenommen. Immer wieder muss sie sich übergeben.

Fragen Fall 14

MKK 17.4.7, 21.5.2, 21.7.1, 21.7.3, 21.7.4
BAP 20.4

Beantworten Sie bitte folgende Fragen zum fetalen Blutkreislauf:

1) a) Wie gelangt das sauerstoffreiche Blut in den Kreislauf des Feten?
   b) Welches sind die drei Besonderheiten des fetalen Blutkreislaufs?
2) a) In welchem Trimenon der Schwangerschaft ist Melanie Begrany?
   b) Wie viele Wochen zählt ein Trimenon?
3) Wie errechnet sich der Geburtstermin? Bitte wählen Sie die richtige Formel aus:
   a) Letzter Tag der letzten Regel minus 7 Tage plus 3 Monate plus 1 Jahr.
   b) Erster Tag der letzten Regel plus 7 Tage minus 3 Monate plus 1 Jahr.
   c) Erster Tag der letzten Regel plus 14 Tage plus 9 Monate.
4) Welche Diagnose kann man bei Frau Begrany aufgrund der gegebenen Informationen stellen?
5) Welche Probleme treten bei der HELLP-Erkrankung hinzu?
6) Was ist bei der Pflege von Patienten mit Erbrechen im Allgemeinen (nicht nur bei Schwangeren) zu beachten?

FALL 15

Ängstliches Kind mit bellendem Husten und Atemnot

In der Nacht gegen 4 Uhr wird die 3-jährige Jenny Rastolt von ihren Eltern ins Kinderkrankenhaus gebracht. Das kleine Mädchen hustet bellend und heiser, sie schnappt nach Luft, wobei jedes Einatmen ein Atemgeräusch (Stridor) hervorruft. Die Atemnot macht das Kind ängstlich, sodass es weint. Vor zwei Tagen, berichten die Eltern, habe der Kinderarzt bei Jenny einen viralen Bronchialinfekt diagnostiziert. Plötzlich in dieser Nacht habe das Kind begonnen „so merkwürdig" zu husten. Als sie beobachteten, dass Jenny kaum noch Luft bekam, seien sie sofort zum Krankenhaus gefahren. Der diensthabende Kinderarzt öffnet zunächst das Fenster, dann untersucht er das Kind, ohne allerdings die Eltern oder die Krankenschwester zu bitten, es vollständig zu entkleiden. Er gibt dem Kind ein Zäpfchen und nimmt es zur stationären Überwachung und Therapie auf. Der Kinderarzt meint, dass das Kind mit großer Wahrscheinlichkeit am nächsten Tag wieder nach Hause dürfe.

Fragen Fall 15

MKK 16.2, 16.3.1, 16.3.3, 22.6
BAP 16.2, 16.3

1) Welche Diagnose stellen Sie im Falle von Jenny?
2) a) Welche „Wege" kreuzen sich im Rachen?
   b) Welche Funktion übernimmt dabei der Kehlkopf bzw. Kehldeckel?
3) a) Welche Gefahr besteht, wenn diese Funktion beeinträchtigt ist?
   b) Bei welchen Patienten ist diese Funktion oft gestört?
4) Welche Differenzialdiagnose muss im Falle von Jenny ausgeschlossen werden?
5) a) Warum öffnet der Kinderarzt das Fenster, und warum lässt er Jenny nicht vollständig entkleiden?
   b) Welchen Wirkstoff enthält das Zäpfchen, dass er Jenny verabreicht?
6) Bitte nennen Sie von den acht Regeln für den Umgang von Pflegenden und Ärzten mit Kindern wie Jenny im Krankenhaus mindestens eine Auswahl von fünf Regeln.

FALL 16

Gesundheitsgefahr, die im Essen lauern kann

Ornella Tutto (75) liebt Salate. Beim Sommerfest einer Freundin am Tag zuvor hat sich die zierliche alte Dame am Salatbuffet gleich mehrmals bedient und mit großem Appetit gegessen. Am nächsten Tag ist ihr plötzlich unwohl. Sie fährt vom Seniorenmittagstisch ohne etwas zu essen sofort nach Hause. Sie schafft es gerade noch rechtzeitig, die Toilette zu erreichen. Nach einer kräftigen Diarrhö und reichlichem Erbrechen begibt sie sich ins Bett. Sie spürt ihren Puls schnell schlagen. Eine halbe Stunde kann sie ruhen, dann muss sie wieder mit krampfartigen Bauchschmerzen schnell die Toilette aufsuchen. Sechsmal hintereinander hat sie Durchfall. Danach erreicht sie nur noch mit letzter Kraft und zittrigen Beinen ihr Schlafzimmer. Als sie eine Bekannte anrufen und um Hilfe bitten will, stellt sie fest, dass sie ihr Telefon eine Etage tiefer in ihrer Handtasche vergessen hat. Ihr ist kalt, sie zittert nun am ganzen Körper. Zu schwach um das Bett wieder zu verlassen, muss sie sich an Ort und Stelle noch einmal erbrechen. Danach schläft sie erschöpft ein.

Eine besorgte Freundin aus dem Seniorenkreis, die Zeugin des schnellen Aufbruchs von Ornella Tutto war und die einen Schlüssel zu Ornellas Wohnung hat, findet diese blass, kaum ansprechbar und schläfrig in ihrem Bett vor. Die Augen liegen etwas zu tief in ihren Höhlen. Der Puls ist kaum tastbar. Sie misst den Blutdruck: 80/40 mmHg. Sie ruft den Rettungsdienst. Die Sanitäter legen nach einer Untersuchung eine Infusion an und bringen Frau Tutto ins Krankenhaus.

1) Was hat am wahrscheinlichsten die Durchfallerkrankung von Ornella Tutto verursacht?
2) Was hat wahrscheinlich zum Kräfteverfall der Patientin geführt?
3) Welches Risiko besteht dabei?
4) Welches Symptom bei Ornella Tutto macht den Ausschluss eines Kammerflimmerns notwendig?
5) Was könnte bei der Patientin noch zu einem niedrigen Kaliumspiegel beigetragen haben und damit dann ein Kammerflimmern begünstigen?
6) Was ist der Hautfaltentest und was sagt er aus?
7) Was versteht man unter Flüssigkeitsbilanzierung?
8) Muss der Wasserhaushalt bei niereninsuffizienten und intensivtherapiepflichtigen Patienten korrigiert werden, was muss beachtet werden?

Fragen Fall 16

MKK 13.9.3, 14.5.10, 17.4.7, 17.8.7, 19.7, 19.8.2, 19.8.3, 23.2.5 Abb. 14.25, Abb. 17.26, Abb. 19.23, Abb. 19.24
BAP 14.5.9, 14.5.10, 17.8.5, 18.6, 18.7, 18.7.1, 18.7.2 Abb. 18.20, Tab.18.3, Tab. 22.1

FALL 17

Brüchige Knochen können Stürzen oft nicht standhalten

Annemarie Kelkeler, 82 Jahre, ist vor sechs Monaten in eine Einrichtung für betreutes Wohnen gezogen. In ihrer alten Wohnung lebte sie nach dem Tod des Ehemannes vier Jahre allein. In dieser Zeit ernährte sie sich von Keksen, Kaffee und Dosensuppen. Obwohl sie sich einsam fühlte, verließ sie nur noch zum Einkaufen und für wichtige Erledigungen das Haus. Die meiste Zeit verbrachte sie im Bett oder vor dem Fernseher und erfreute sich an Tiersendungen.

Da Frau Kelkeler der Überzeugung war, gesund zu sein, suchte sie niemals einen Arzt auf. Die Familie sorgte sich, da sie den zügigen Abbau der alten Dame bemerkte. Die Tochter staunte, dass ihre Mutter, die ursprünglich die gleiche Körpergröße wie sie hatte, ihr nur noch bis zu den Schultern reichte. „Ach, Kind, das ist halt das Alter, mach´ dir keine Sorgen um mich!", sagte Frau Kelkeler zur Tochter, als diese meinte, sie solle einmal zum Arzt gehen.

Im Altersheim fühlt Annemarie sich wohl, da sie dort Gesellschaft hat, gutes Essen bekommt und man sich um sie kümmert. Nach einer Weihnachtsfeier, auf die sie sich sehr gefreut hatte, rutscht sie auf einer Mandarinenschale aus, verliert das Gleichgewicht und stürzt auf die rechte Seite. Sie kann sich nicht selbst aufrichten und klagt über Schmerzen im Bereich von rechtem Becken und Oberschenkel. Im nahegelegenen Krankenhaus werden Röntgenbilder angefertigt. Aufgrund der erhobenen Diagnose wird Annemarie Kelkeler aufgenommen und operiert. Auch werden ihr Medikamente verordnet, die sie dauerhaft einnehmen muss.

Fragen Fall 17

MKK 5.1.6, 5.1.7, 5.4, 6.7.1, 6.8.1, 11.4.4, 23.2.3
Abb. 5.23, Abb. 6.60
BAP 6.1.2, 6.1.5, 6.1.7, 6.2, 7.5.1, 7.5.4, 11.5, 22.5, 22.5.2
Abb. 6.5
Tab. 22.1

1) Was wurde anhand der Röntgenbilder festgestellt?
   a) Mit welcher weiteren Struktur zusammen bildet der Oberschenkelkopf ein wichtiges und großes Gelenk?
   b) Wie heißt dieses Gelenk?
2) Welche Ursache kommt für die Fraktur bei der Patientin infrage?
   a) Welche primären Faktoren für die Entstehung dieser Knochenerkrankung gibt es?
   b) Welche sekundären Faktoren für die Entstehung dieser Knochenerkrankung gibt es?
3) Mit welcher Methode lässt sich diese Knochenerkrankung feststellen?
4) Ungefähr wie viele Menschen in Deutschland sind von dieser Knochenerkrankung betroffen?
5) Welches Mineral und welches Vitamin sind für die Knochen essenziell?
   a) Wie hoch ist der Tagesbedarf dieses Minerals für Erwachsene ab 19 Jahren?
   b) Nennen Sie drei natürliche Nahrungsmittel mit einem hohen Gehalt dieses Minerals.
   c) Nennen Sie mindestens zwei „Feinde“ dieses Minerals?
6) Welche Symptome weisen auf das Vorliegen der Knochenerkrankung, an der auch Annemarie Kelkeler leidet, hin?
7) Welche drei Operationsverfahren standen bei der Patientin Annemarie Kelkeler zur Auswahl?
8) Welche Medikamente werden der Patientin gegen das Fortschreiten der Knochenerkrankung verordnet?
9) Wodurch können ältere Menschen ohne Medikamente prophylaktisch ihre Knochensubstanz erhalten und Stürze vermeiden?
10) Nennen Sie mindestens vier Maßnahmen, die Umgebung so zu gestalten, damit weniger Stürze passieren (Sturzprophylaxe).

Lösungen

Kapitel 1

Aufgabe 1 1 c, 2 b, 3 a
Aufgabe 2 a, e
Aufgabe 3 Elektrolytlösung, sauer, basisch, Kathode, Anode
Aufgabe 4 1 b, d, 2 a, c
Aufgabe 5 H^+-Ionen, OH^--Ionen, neutral, H^+-Ionen, Säure, kleiner, pH-Wert, Puffer, aufnehmen, abgeben, Kohlensäure-/Bikarbonat
Aufgabe 6 b, c; Lunge: CO_2-Abatmung; Niere: Ausscheidung von H^+ und HCO_3^-
Aufgabe 7 e
Aufgabe 8 1 c, 2 d, 3 b, 4 e, 5 a
Aufgabe 9 b, d, e
Aufgabe 10 a, c, d, e
Aufgabe 11 1 a, 2 d, 3 c, 4 b
Aufgabe 12 a, c
Aufgabe 13
1) Adenin + 2) Thymin
3) Guanin + 4) Cytosin

Kapitel 2

Aufgabe 1 a, b, c
Aufgabe 2 Atmungssystem, Herz-/Kreislaufsystem, Harntrakt
Aufgabe 3 1 c, 2 a, 3 e, 4 b, 5 f, 6 d
Aufgabe 4 1 d, 2 c, 3 a, 4 b
Aufgabe 5 Stoffwechsel, Ausschleusung, Speicherung, Mitochondrien, Gewebe, Organ, Organsysteme
Aufgabe 6 Diffusion, Konzentrationsgefälles, Kapillarwand, semipermeable, Osmose, Wasser, Filtration, passiven, keine, Proteinen, Zellstoffwechsel, Konzentrationsgefälle
Aufgabe 7

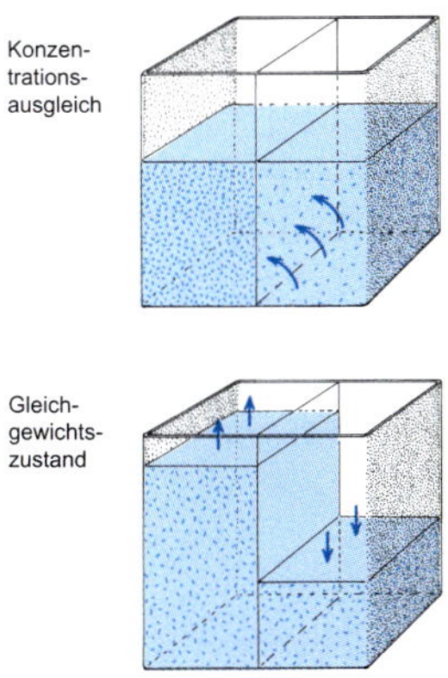

Aufgabe 8 Proteinbiosynthese, Transkription, messenger-RNA, Aminosäure, Translation, Proteinkette, Ribosomen, Gen

Aufgabe 9

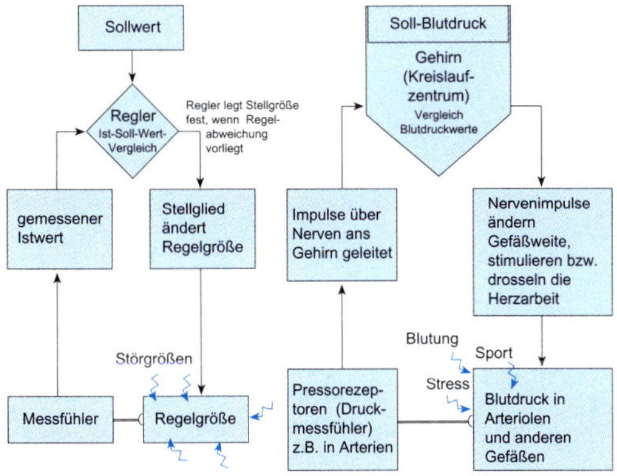

Aufgabe 10
1) a, c, d, f, h
2) b, e, g, i
Aufgabe 11 1 b, 2 a, 3 c
Aufgabe 12 1) Genotyp 2) heterozygot 3) dominant 4) Genetik 5) homozygot 6) intermediaer 7) rezessiv 8) Phaenotyp
Aufgabe 13 b, c, e
Aufgabe 14 c
Aufgabe 15 meiotisch, mitotisch, DNA, Methylierung, Gene, Tumoren, Histone, räumliche Struktur, Transkription, Enzyme

Kapitel 3

Aufgabe 1
1) b, c, d, g
2) a, e, f
Aufgabe 2
1) a) Feinstäube b) Ozon
2) a) Formaldehyd b) Nikotin
3) a) Chemikalien b) Bakterien
4) a) Straßenverkehr b) Maschinen
5) a) Treibhausgase b) Aerosole
Aufgabe 3
1) Fibrose
2) Kalkablagerung
3) Nekrose
4) Exsudat
5) Noxen
6) Gangraen
Aufgabe 4 c, e
Aufgabe 5
a) Funktionsverlust
b) Schmerz
c) Schwellung
d) Rötung
e) Überwärmung
Aufgabe 6
Gutartiger Tumor: a, c, e, h
Bösartiger Tumor: b, d, f, g
Aufgabe 7
a) Tumorentfernung
b) Strahlenbehandlung
c) Chemotherapie
d) Hormontherapie
e) Immuntherapie
f) Naturheilverfahren
Aufgabe 8 1 f, 2 a, 3 e, 4 d, 5 b, 6 g, 7 c, 8 h
Aufgabe 9 Schmerzen und andere körperliche Beeinträchtigungen, Trennung von Angehörigen, räumliche Enge, Anamnese und Untersuchung im Mehrbettzimmer, Miterleben von Krankheit und Tod bei anderen Patienten, kranheitszentrierte und unpersönliche Behandlung, Zwang zur Unterordnung, fehlende Information, soziale Distanz und medizinische Fachsprache, Zukunftsängste
Aufgabe 10 b
Aufgabe 11 Gesundheit, Gleichgewichtszuständen, Abbau, Hypertrophie, Atrophie, Konstanz, Körpertemperatur, pH-Wert, Blutzuckerkonzentration, Schlaf-Wach-Rhythmus, Zurückgezogenheit

Kapitel 4

Aufgabe 1 Epithelgewebe, Binde- und Stützgewebe, Muskelgewebe, Nervengewebe
Aufgabe 2 1 b, 2 c, 3 a
Aufgabe 3
1) b, c
2) a, d
Aufgabe 4 Chondrozyten, Grundsubstanz, Stoffwechselaktivität, hyaliner, elastischer, Faserknorpel
Aufgabe 5 b, c
Aufgabe 6 1 c, 2 d, 3 b, 4 a
Aufgabe 7 a, b, d
Aufgabe 8 b, c, d, e

Aufgabe 9 1 b, 2 a, 3 c, 4 d, 5 e
Aufgabe 10 b, c
Aufgabe 11 1 d, 2 c, 3 b, 4 a

Kapitel 5

Aufgabe 1 1 c, 2 a, 3 b
Aufgabe 2 1 e, 2 c, 3 f, 4 d, 5 a, 6 g, 7 b
Aufgabe 3 c, d, e
Aufgabe 4 1 a, 2 d, 3 b, 4 e, 5 c
Aufgabe 5 1 d, 2 c, 3 a
Aufgabe 6 1 b, 2 a, 3 d, 4 c
Aufgabe 7 b, d
Aufgabe 8 Nervenzelle, Motoneuron, motorischen Endplatte, Azetylcholin, Aktin- und Myosinfilamente, kontrahieren, Refraktärperiode
Aufgabe 9
a) Agonist
b) Ursprung
c) Muskelbauch
d) Synergisten
e) Myoglobin
f) Motoneuron
g) Azetylcholin
Aufgabe 10 1 c, 2 a, 3 b
Aufgabe 11 b, c, e
Aufgabe 12 1 a, 2 c, 3 b
Aufgabe 13 Schwinden, Inaktivität, reversibel, neurogene
Aufgabe 14 Gleichgewicht, Knochenaufbau, Osteoklasten, Kalzium, Osteoporose
Aufgabe 15 1 c, 2 a, 3 d, 4 b

Kapitel 6

Aufgabe 1 1 c, 2 i, 3 h, 4 j, 5 a, 6 b, 7 g, 8 d, 9 f, 10 l, 11 e, 12 k
Aufgabe 2 1 a, 2 c, 3 b, 4 g, 5 h, 6 d, 7 e, 8 e, 9 f, 10 f
Aufgabe 3 d
Aufgabe 4 1 b, 2 c, 3 a
Aufgabe 5 1 e, 2 d, 3 i, 4 a, 5 g, 6 f, 7 b, 8 h, 9 c
Aufgabe 6 b
Aufgabe 7 c
Aufgabe 8 1 c, 2 a, 3 e, 4 d, 5 g, 6 b, 7 f
Aufgabe 9
a) 7 Wirbel
b) 12 Wirbel
c) 5 Wirbel
Kreuzbein, Sakralwirbeln, Steißwirbel, Steißbein
Aufgabe 10 1 e, 2 c, 3 d, 4 f, 5 b, 6 a, 7 b, 8 a
Aufgabe 11 1 b, 2 d, 3 c, 4 a
Aufgabe 12 2
Aufgabe 13 a, d, e
Aufgabe 14 1 b, 2 c, 3 e, 4 a 5 d, 6 f
Aufgabe 15 1 b, 2 d, 3 a, 4 c
Aufgabe 16 c, e
Aufgabe 17 c
Aufgabe 18 1 g, 2 a, 3 e, 4 b, 5 h, 6 d, 7 f, 8 c
Aufgabe 19 d
Aufgabe 20 1 b, 2 a, 3 c, 4 e, 5 h, 6 d, 7 f, 8 g
Aufgabe 21 1 c, 2 d, 3 b, 4 a, 5 e
Aufgabe 22 d
Aufgabe 23
1) c, d, f
2) a, b, e
Aufgabe 24 a, c, d
Aufgabe 25 a
Aufgabe 26 1 b, 2 a, 3 d, 4 c
Aufgabe 27
1) b, d, e
2) a, c
Aufgabe 28 1 e, 2 d, 3 c, 4 b, 5 a
Aufgabe 29
1) a, d
2) b, c

Kapitel 7

Aufgabe 1 schützt, Tastkörperchen, Körpertemperatur, Schweiß, Hautgefäßen
Aufgabe 2
1) Intramuskukäre Injektion (i. m.)
2) Subkutane Injektion (s. c.)
3) Intravenöse Injektion (i. v.)
4) Intradermale Injektion
Aufgabe 3 1 c, f, 2 d, 3 e, 4 a, 5 b
Aufgabe 4 b, d
Aufgabe 5
1) Schweißdrüse
2) Schweißdrüse
3) Haarfollikel
4) Bulbus (Haarzwiebel)
5) Haar
6) Talgdrüse
Aufgabe 6
1) c, e
2) a, d
3) b, f
Aufgabe 7
a) Erysipel
b) Follikulitis
c) Impetigo
d) Phlegmone
e) Abzess
Aufgabe 8 1 d, 2 e, 3 c, 4 a, 5 b
Aufgabe 9

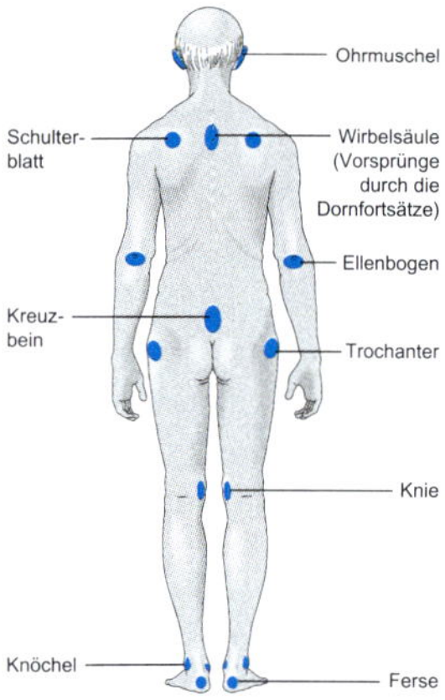

Dekubitusprophylaxe: Zur Vorbeugung muss der bettlägerige Patient regelmäßig umgelagert werden. Wichtig sind auch gründliche Körperpflege, druckstellenfreie Lagerung auf Spezialmatratzen und Maßnahmen zur Durchblutungsförderung, z. B. Krankengymnastik.
Aufgabe 10 Melanozyten, Melanin, Sonnenbestrahlung, Tumorzellen, malignes Melanom, **A**symmetrie, **B**egrenzung (unscharf), **C**oloration (unregelmäßig), **D**urchmesser (ungleich lang)
Aufgabe 11 a, c, e

Kapitel 8

Aufgabe 1
1) a, b, d, e
2) c, f
Aufgabe 2 1 a, 2 c, 3 b, 4 d
Aufgabe 3 1 c, 2 e, 3 g, 4 a, 5 d, 6 b, 7 f
Aufgabe 4
a) Ruhepotenzial
b) Depolarisation
c) Aktionspotenzial
d) Repolarisation
e) Refraktär
Aufgabe 5 d
Aufgabe 6 1 a, 2 d, 3 e, 4 c, 5 b
Aufgabe 7 L_2, d
Aufgabe 8
1) Rueckenmark
2) Pyramidenbahn
3) Cauda
4) Spinalnerv
5) Reflexzentrum
6) Vorderhorn
7) Fremdreflex

Aufgabe 9
a) S
b) P
c) S
d) S
e) P
f) P
Aufgabe 10 1 e, 2 a, c, f, 3 b, 4 d
Aufgabe 11 1 c, 2 a, 3 b
Aufgabe 12 1 b, 2 a, 3 g, 4 c, 5 d, 6 e, 7 f
Aufgabe 13 b, d
Aufgabe 14 1 c, 2 a, 3 b, 4 d
Aufgabe 15 1 c, 2 b, 3 a, 4 d
Aufgabe 16
a) Hypothalamus
b) Hirnanhangdrüse
c) Hormone
d) Thalamus
e) Formatio
Aufgabe 17 1 d, 2 c, 3 a, 4 b
Aufgabe 18
1) a
2) 1) Sensibler Nerv
 2) Motorischer Nerv
Aufgabe 19 e
Aufgabe 20 spastische, Hirninfarktes, Querschnittslähmung, sensible, Tetraplegie, Paraplegie
Aufgabe 21 a, b, c, e
Aufgabe 22 1 b, d, 2 a, f, 3 c, e
Aufgabe 23
a) Apoplex
b) Hirnembolie
c) Hemiparese
d) Kontrakturen
e) Spitzfuß
Aufgabe 24 a, b, d, e
Aufgabe 25
1) a, f
2) c, e
3) b, d
Aufgabe 26 Elektroenzephalografie, Elektroneurografie, kraniale Computertomografie, Kernspintomografie, Neurologie, Psychiatrie
Aufgabe 27 a

Kapitel 9

Aufgabe 1 b
Aufgabe 2 1 b, 2 a, 3 c
Aufgabe 3 Schmerzempfindung, Nozisensoren, Körperschäden, entfernen, Schmerzwahrnehmung, Rückenmarksebene, Endorphine, Serotonin
Aufgabe 4 a, b, e, f, g
Aufgabe 5
1) Traenendruese
2) Staebchen
3) Zapfen
4) Konvergenz
5) Mydriasis
6) Miosis
7) Dioptrie
8) Visus
9) Akkommodation
Aufgabe 6 1 d, 2 f, 3 c, 4 i, 5 b, 6 a, 7 e, 8 g, 9 h
Aufgabe 7 c
Aufgabe 8 a, d
Aufgabe 9 Fotosensoren, Zapfen, Stäbchen, Fovea centralis, Zapfen, Papille, blinder Fleck
Aufgabe 10 b, c, d
Aufgabe 11 a, b, d, e
Aufgabe 12 1 c, 2 a, 3 b
Aufgabe 13 1 c, 2 f, 3 h, 4 e, 5 g, 6 d, 7 a, 8 b
Aufgabe 14 b
Aufgabe 15 1 b, c, e, f, i, 2 a, d, g, h

Kapitel 10

Aufgabe 1 d
Aufgabe 2 c, d
Aufgabe 3 a, c, e
Aufgabe 4 1 c, 2 b, 3 a
Aufgabe 5 c
Aufgabe 6 1 b, 2 a, 3 e, 4 d, 5 c
Aufgabe 7 b, e
Aufgabe 8 1 c, 2 a, 3 d, 4 b
Aufgabe 9 d

Kapitel 11

Aufgabe 1 a, b, d
Aufgabe 2
1) ZNS: Hypothalamus, Epiphyse u. a.
2) C-Zellen der Schilddrüse
3) Thymus
4) Herzvorhöfe
5) Lungenepithel
6) Leber
7) Niere
8) Magen-Darm-Trakt
9) Plazenta in der Schwangerschaft
10) Hypophyse
11) Schilddrüse
12) Nebenschilddrüse
13) Nebenniere
14) Pankreas
15) Eierstöcke
16) Fettgewebe
17) Hoden
Aufgabe 3 1 b, 2 c, 3 d, 4 a
Aufgabe 4 1 d, 2 a, 3 b, 4 c
Aufgabe 5 1 b, 2 c, 3 e, 4 a, 5 d
Aufgabe 6 a, c, d, f, g
Aufgabe 7 c
Aufgabe 8 a, b, c, e
Aufgabe 9 a, b, d, e
Aufgabe 10 a, b, d
Aufgabe 11 b, c, d, e
Aufgabe 12
a) Diabetische Polyneuropathie
b) Diabetische Retinopathie/ Mikroangiopathie
c) Diabetisches Fußsyndrom
d) –
e) Makroangiopathie
f) Diabetische Nephropathie

Kapitel 12

Aufgabe 1 1 b, 2 e, 3 a, 4 c, 5 d
Aufgabe 2 a, b, c
Aufgabe 3 b, c
Aufgabe 4 1 b, 2 c, 3 a
Aufgabe 5 e
Aufgabe 6 1 c, 2 b, 3 a
Aufgabe 7
a) Duodenum
b) Hämoglobin
a) Transferrin
b) Ferritin
c) Hämosiderin
d) Menstruation
e) Schwangerschaft
f) Hämochromatose
g) Aderlass, Erythrozytapherese
Aufgabe 8
1) Lymphatischer Rachenring
2) Thymus
3) Achsellymphknoten
4) Dünndarm (Peyer-Plaques)
5) Wurmfortsatz (Appendix vermiformis)
6) Milz
7) Leistenlymphknoten
Aufgabe 9 c, d
Aufgabe 10
Vasokonstriktion, Thrombozyten, Fibrin, Bindegewebszellen
1) Gefäßreaktion
2) Blutstillung
3) Gerinnung
Aufgabe 11 Blutgruppe A, Rhesus-positiv

Kapitel 13

Aufgabe 1 e

Aufgabe 2
1) a, c
2) b, d

Aufgabe 3 c

Aufgabe 4 b

Aufgabe 5 1 a, 2 d, 3 b, 4 c

Aufgabe 6 b

Aufgabe 7 1 b, 2 c, 3 e, 4 d, 5 a

Aufgabe 8
1) c, d, e
2) a, b

Aufgabe 9
1) e
2) d, g, h, i, j, k, m
3) a, b, c, l
4) f

Aufgabe 10
a) Staphylokokken: Abszess, Osteomyelitis
b) Streptokokken: Scharlach, Angina
c) Pneumokokken: Lungenentzündung, Meningitis
d) Escherichia coli: Harnwegsinfekt, Lebensmittelvergiftung
e) Salmonellen: Gastroenteritis, Typhus

Aufgabe 11
a) Anaphylaxie
b) Histamin
c) Zytotoxisch
d) Transplantat
e) Immunkomplex
f) Komplement
g) Zytokine
h) Kontaktallergie

Aufgabe 12
a) Schmierinfektion
b) Tröpfcheninfektion
c) Kontaktinfektion
d) Parenterale Infektion
e) Sexuelle Infektion

Aufgabe 13 e) Inkubationsphase

Aufgabe 14 Viren, Erbgut, Virushülle, Stoffwechsel, Wirtszelle, Viruspartikel, synthetisieren, infizieren

Aufgabe 15 b, d, e

Aufgabe 16 a, b, e

Aufgabe 17 1 d, 2 c, 3 b, 4 a

Kapitel 14

Aufgabe 1 1 g, 2 l, 3 d, 4 k, 5 f, 6 b, 7 h, 8 a, 9 j, 10 c, 11 i, 12 e

Aufgabe 2 1 c, 2 a, 3 d, 4 b

Aufgabe 3 70, Systole, Lungenkreislauf, Körperkreislauf, Diastole, Anspannungsphase, Aorten- und Pulmonalklappen

Aufgabe 4
1) Sinusknoten
2) AV-Knoten
3) His-Bündel
4) Kammerschenkel
5) Purkinje-Fasern

Aufgabe 5 1 b, 2 c, 3 a

Aufgabe 6 b

Aufgabe 7 a, c, e

Aufgabe 8 1 b, 2 a, 3 c

Aufgabe 9 a, e

Aufgabe 10 b, c, d

Aufgabe 11

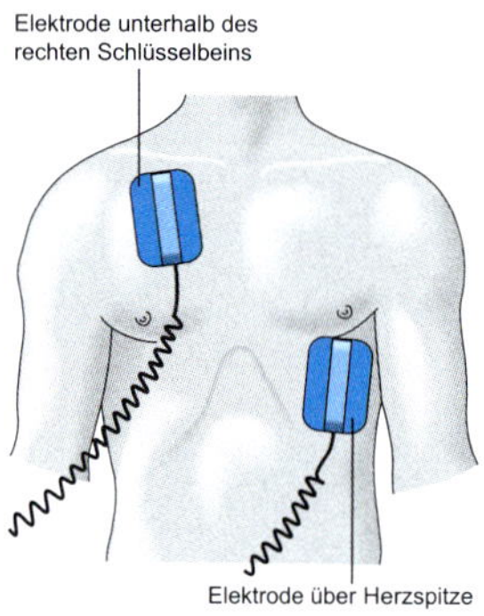

Aufgabe 12 c, e

Aufgabe 13
1) a, c, e, g
2) a, b, d, f

Aufgabe 14 3 a, 6 b, 1 c, 5 d, 4 e, 7 f, 2 g, 8 h

Kapitel 15

Aufgabe 1 1 c, 2 b, 3 a, 4 d, 5 e, 6 h, 7 i, 8 f, 9 g

Aufgabe 2
1) b, d, f
2) a, c, e

Aufgabe 3 Infusionen, Venenpunktion, peripherer, Venüle, Verweilkanüle, Zytostatika, Kathetersystem, Port, Clavicula, V. subclavia, V. cava superior, Portgehäuse, punktiert

Aufgabe 4 a, b, e

Aufgabe 5 5, Pressorezeptoren, Gefäßreaktion, Adrenalin, Noradrenalin, schneller, kräftiger, Angiotensin II, Aldosteron, Gehirns, Herz, Lunge, Nieren

Aufgabe 6 1 c, 2 a, 3 d, 4 b

Aufgabe 7

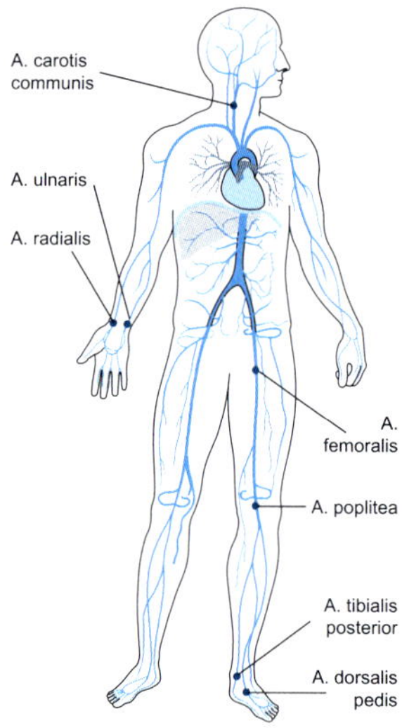

Aufgabe 8
1) b, c
2) a, d

Aufgabe 9 d

Aufgabe 10
1) Arteriosklerose
2) Plexus
3) Windkessel
4) Pfortader
5) Oedem
6) Endothel
7) Kapillaren
8) Aneurysma
9) Puls

Aufgabe 11 Hypertonie, Sauerstoffradikalen, Endothelschaden, Intimaödem, Makrophagen, Fresszellen, Schaumzellen, arteriosklerotischen Plaques, Plaques, Thrombozyten, Blutgerinnsel, Thromben, Stenose, Intima, Verkalkung

Aufgabe 12
a) Hoher Cholesterinspiegel
b) Rauchen
c) Diabetes mellitus
d) Hypertonie

Aufgabe 13 a, c, d

Kapitel 16

Aufgabe 1 1 e, 2 a, 3 i, 4 b, 5 f, 6 j, 7 k, 8 h, 9 d, 10 g, 11 c

Aufgabe 2 c

Aufgabe 3 b

Aufgabe 4 Larynx, Luftwege, Stimmbildung, Adamsapfel, Zungengrund, Luftröhre, Schildknorpel, Kehldeckel, Epiglottis, Schluckakt, Ringknorpel, Stellknorpel, Stimmbänder
Aufgabe 5 1 c, 2 a, 3 b
Aufgabe 6
a) Spirometer
b) Vitalkapazität
c) Surfactant
d) Atemzentrum
e) Stimmbänder
f) Laryngoskopie
g) Intubation
h) Pleura
Aufgabe 7 a, b
Aufgabe 8 1 c, 2 b, 3 e, 4 a, 5 d, 6 f
Aufgabe 9 c
Aufgabe 10 1 e, 2 d, 3 b, 4 a, 5 c, 6 f
Aufgabe 11 1 c, 2 a, 3 e, 4 d, 5 b
Aufgabe 12 Pneumonie, Lungenentzündung, Fieber, Tachykardie, Atmung, Hustenreiz, Auswurf, Pleuritis, Sauerstoff, Antibiotika, Atemgymnastik, Abklopfen, Atemtrainingsgeräten, Vibrationsklopfmassagen, endotracheale
Aufgabe 13 a, b, d
Aufgabe 14 3 a, 1 b, 4 c, 2 d

Kapitel 17

Aufgabe 1
1) Speiseröhre (Ösophagus)
2) Leber (Hepar)
3) Gallenblase (Vesica biliaris)
4) Colon ascendens (aufsteigender Grimmdarm)
5) Blinddarm (Caecum)
6) Wurmfortsatz (Appendix vermiformis)
7) Magen (Gaster)
8) Pankreas (Bauchspeicheldrüse)
9) Duodenum (Zwölffingerdarm)
10) Colon transversum (quer verlaufender Dünndarm)
11) Dünndarmkonvolut (Gekrösedarm)
12) Colon descendens (absteigender Grimmdarm)
13) Mastdarm (Rektum)
Aufgabe 2 b, c
Aufgabe 3 Pilzinfektion, Candida albicans, weiße, Zunge, Antimykotika
Aufgabe 4 e
Aufgabe 5 b, c, e, f
Aufgabe 6 b, d
Aufgabe 7 2, 5, 1, 4, 3
Aufgabe 8 1 b, 2 a, 3 d, 4 c
Aufgabe 9
a) Kardia
b) Korpus
c) Pylorus
d) Belegzellen
e) Gastritis
f) Ulkus
g) Antazida
h) Spätschmerz
Aufgabe 10 1 b, 2 a, 3 d, 4 c
Aufgabe 11 d, f
Aufgabe 12 a, b, d, f
Aufgabe 13 1 f, 2 a, 3 e, 4 b, 5 g, 6 d, 7 c
Aufgabe 14 Cholelithiasis, rechten, Gallenkolik, Nulldiät, krampflösende, Schmerzmittel
Aufgabe 15 c
Aufgabe 16 Enzyme, wasserlösliche, fettlösliche, Medikamente, First-pass-Effekt, parenteral, intravenös, intramuskulär
Aufgabe 17
1) Stoffwechsel
2) Entgiftung
3) Albumin
4) Bilirubin
5) Gelbsucht
6) Hepatitis
7) toxisch
8) Koma
Aufgabe 18
1) b, e
2) a, c, d
Aufgabe 19 a, b, d, e
Aufgabe 20
1) Ballaststoffe
2) Laxanzien
3) Ileus
4) Divertikel
5) Peristaltik
6) Crohn
7) Polypen

Kapitel 18

Aufgabe 1 d
Aufgabe 2 c, f
Aufgabe 3 c
Aufgabe 4 12, 1, regelmäßigen, Diät, Blutzuckerkontrollen, Antidiabetika, Insulin
Aufgabe 5

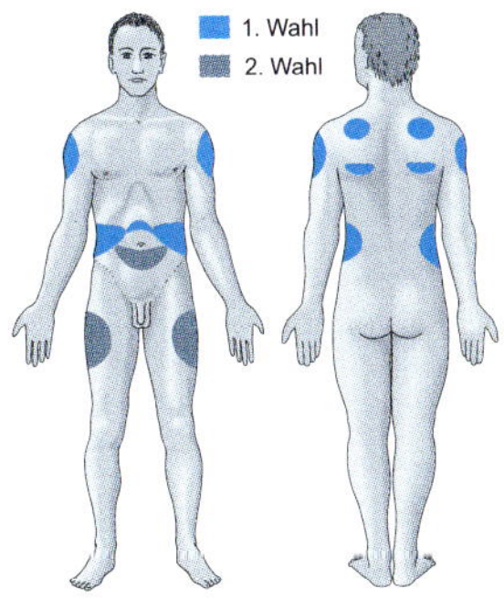

Aufgabe 6 b, c
Aufgabe 7 1 c, 2 b, 3 a
Aufgabe 8
1) Durchblutungsstörungen, Schlaganfall
2) Diabetische Retinopathie
3) Koronare Herzkrankheit, Infarkt
4) Diabetische Nephropathie
5) Periphere Polyneuropathie
6) Periphere arterielle Verschlusskrankheit
7) Diabetischer Fuß
Aufgabe 9 b, BMI ≈ 31, Adipositas Grad I, erhöht, 25,5 kg Gewichtsabnahme sind nötig
Aufgabe 10 b
Aufgabe 11 1 b, 2 c, 3 a, 4 d
Aufgabe 12 Ballaststoffen, Darmperistaltik, Transport, Verstopfung, 30, Vollkornprodukten, Kartoffeln, Gemüse
Aufgabe 13 a, c, d
Aufgabe 14 1 b, 2 c, 3 a
Aufgabe 15 d

Kapitel 19

Aufgabe 1 d
Aufgabe 2 1 c, 2 d, 3 e, 4 f, 5 a, 6 b
Aufgabe 3 a, b, c, d
Aufgabe 4 1 c, 2 d, 3 a, 4 b
Aufgabe 5 c
Aufgabe 6 a, c, e
Aufgabe 7 glomeruläre Filtrationsrate, 120, 180, Kreatinin, Muskelstoffwechsel
Aufgabe 8 b
Aufgabe 9 a, c, d, e
Aufgabe 10 1 b, 2 f, 3 c, 4 d, 5 e, 6 a
Aufgabe 11 b

Aufgabe 12 1 a, 2 d, 3 e, 4 b, 5 c, 6 f

Aufgabe 13 a, c

Aufgabe 14 1 c, 2 a, 3 d, 4 b

Aufgabe 15 60, 1.500 , 600, 400, Oxidationswasser, Unterwässerung (Dehydratation), Hypernatriämie, hypertonen, Volumenmangels, neuromuskulären Erregungsleitung, Herzrhythmusstörungen

Aufgabe 16 1 d, 2 b, 3 a, 4 c

Aufgabe 17 Kalium, Phosphat, Kalzium, Magnesium, Chlorid, Natrium

Kapitel 20

Aufgabe 1 1 a, 2 e, 3 h, 4 d, 5 c, 6 g, 7 f, 8 b

Aufgabe 2 a, b, c, e

Aufgabe 3 1 d, 2 c, 3 a, 4 e, 5 f, 6 b

Aufgabe 4

1) a, b, d, f
2) c, e

Aufgabe 5 1 a, 2 g, 3 e, 4 b, 5 f, 6 d, 7 c

Aufgabe 6

1) c, d, e
2) a, b, f

Aufgabe 7 c, e

Aufgabe 8 a, b, c, d

Aufgabe 9 1 c, 2 a, 3 b

Aufgabe 10 a

Aufgabe 11 a, c, d

Kapitel 21

Aufgabe 1 b

Aufgabe 2 Trophoblast, Chorionplatte, Decidua basalis, Plazentarschranke, Dottersack, Amnionhöhle, Chorionhöhle, Fruchtblase, Fruchtwasser

Aufgabe 3 1 b, 2 c, 3 a

Aufgabe 4 1 a, 2 b

Aufgabe 5 a

Aufgabe 6 b, c, d

Aufgabe 7 a, b, c, e

Aufgabe 8

1) a, c
2) b, e
3) d

Aufgabe 9 b, d

Aufgabe 10

Wochen nach Entbindung	Wochenfluss	Uterusgröße
1. Woche	blutig	
Ende der 1. Woche	braun-rötlich	
Ende der 2. Woche	dunkel-gelb	
Ende der 3. Woche	grau-weiß	
nach ca. 4–6 Wochen	Versiegen des Wochenflusses	

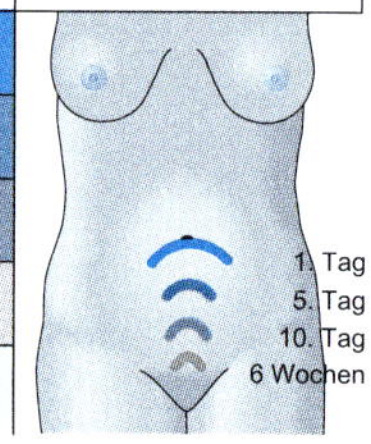

Aufgabe 11 a, b, c, e

Kapitel 22

Aufgabe 1 d

Aufgabe 2

a) Aussehen (Hautfarbe)
b) Puls (Herzfrequenz)
c) Grimassieren und Schreien (beim Absaugen des Schleims)
d) Aktivität (Muskeltonus)
e) Respiration (Atmung)

Aufgabe 3 37., Frühgeborene, Lunge, Gefäße, zentrale Nervensystem, Infektionen, Fehlbildungen, Anpassungsstörungen, Tragezeit, kürzer, unreifer, Atemstörungen, fetalen Kreislaufs, Sauerstoffmangel, Konzentrations- und Lernstörungen, Krampfanfälle, Hör- und Sehstörungen, Zuwendung, Körperkontakt

Aufgabe 4 b, c, e, f

Aufgabe 5

a) Surfactant-
b) Foramen ovale
c) Ductus arteriosus Botalli
d) Mekonium
e) Ikterus
f) Fototherapie

Aufgabe 6 a, b, d, e

Aufgabe 7 1 c, 2 d, 3 b, 4 a

Aufgabe 8

a) 6 Wochen
b) 3 Monate
c) 5 Monate
d) 9 Monate
e) 10 Monate
f) 12 Monate
g) 14 Monate
h) 18 Monate

Aufgabe 9

1) Kinderkrankheit
2) Impfung
3) Windpocken
4) Kindstod
5) Keuchhusten
6) Allergie
7) Rachitis
8) Roeteln

Aufgabe 10 b, d, e

Aufgabe 11 a, c

Aufgabe 12 b ,c,

Kapitel 23

Aufgabe 1 b

Aufgabe 2

a) Arteriosklerose
b) Altersemphysem
c) Arthrose
d) Depressiv
e) Obstipation
f) Inkontinenz

Aufgabe 3 1 b, 2 a

Aufgabe 4 c

Aufgabe5

1) Schlaf
2) Persoenlichkeit
3) Orientierung
4) Demenz
5) Verwirrtheit

Aufgabe 6 c

Aufgabe 7 a, b, d, e, f

Aufgabe 8 d

Aufgabe 9

a) Störungen der Merkfähigkeit
b) Verlust des Tag-Nacht-Rhythmus
c) Interessenlosigkeit
d) Fehlen von Gefühlsregungen
e) Reizbarkeit und Aggressivität
f) Apathie
g) Inkontinenz
h) Gangstörungen

Aufgabe 10

Sinngemäß:

1) Kontakt durch Gesten, Blicke oder Berührungen herstellen

2) Geduld haben; dem Demenzkranken Zeit zum Antworten geben
3) Orientierungshilfen anbieten
4) Versuchen, den Demenzkranken tagsüber vorsichtig zu stimulieren, z. B. mit einer Tasse Kaffee oder medikamentös
5) Anschuldigungen überhören, nicht sinnlos diskutieren

Aufgabe 11 Temperatur, Schmerz, Durst, Propriozeption; 1 b, 2 c, 3 d, 4 a

Kapitel 24

Aufgabe 1 c, e
Aufgabe 2 1 a, 2 c, 3 b, 4 d
Aufgabe 3 b, e, f
Aufgabe 4
1) a, b, d
2) c, e

Aufgabe 5
a) Vitalzeichen prüfen
b) Atemwege freimachen
c) Herzdruckmassage
d) Atemspende
e) Defibrillation

Aufgabe 6 Gewebeflüssigkeit, Volumenmangelschock, Rötung, Blasenbildung, Wasser, Decken, gekühlt, 10, Salben, Puder, Sprays
Aufgabe 7 1 b, 2 d, 3 a, 4 c
Aufgabe 8 a, c
Aufgabe 9 1 b, 2 d, 3 c, 4 a
Aufgabe 10 a, d, f (gesuchte Buchstabenkombination: SOS)
Aufgabe 11 a, c
Aufgabe 12 Herzschlag, Herzens, Elektroden, Stromimpuls, Sinusknoten, 7–10
Aufgabe 13 a
Aufgabe 14 b
Aufgabe 15 a, c
Aufgabe 16
1) Handschuhe
2) Nadelstich
3) Schutzkappe
4) Plastikkanister
5) Infektion
6) Hepatitis B
7) Impfung
8) Antikörpertiter

Kapitel 25

Fall 1
1) Bandscheibenvorfall im Lendenwirbelsäulenbereich mit Druck auf die Nervenwurzel
2) Es handelt sich um die sogenannte Stufen(bett)lagerung. Hierbei wird durch Rückenlage auf ebener Fläche und Beugung von Hüft- und Kniegelenken um je 90 Grad der Druck auf den Nucleus pulposus entlastet und damit der Schmerz vermindert.
3) Die ca. 5 mm dicke Bandscheibe besteht aus einem Gallertkern, dem Nucleus pulposus sowie einem Außenring, dem Anulus fibrosus, aus derben kollagenen Fasern und Faserknorpel. Die Bandscheibe hat die Funktion eines „Stoßdämpfers".
4) Die Physiotherapie, insbesondere Übungen zur Stärkung der Bauch- und Rückenmuskulatur, die zusammen die Wirbelsäule stabilisieren, ist von größter Bedeutung.
5) Thorakale Hyperkyphose (Rundrücken) sowie die lumbale Hyperlordose (Hohlkreuz)
6) Aus jedem Rückenmarksegment gehen rechts und links jeweils eine vordere und eine hintere Nervenwurzel hervor. Beide schließen sich zu einem Spinalnerv zusammen, der den Wirbelkanal der Wirbelsäule seitlich durch die Zwischenwirbellöcher verlässt. Da beim erwachsenen Menschen das Rückenmark auf der Höhe des zweiten Lendenwirbelkörpers endet, müssen die unteren Nervenwurzeln im Wirbelkanal schräg nach unten ziehen, um ihre Zwischenwirbellöcher zu erreichen. Die dabei entstehende Struktur eines Nervenfaserbündels wird nach dem Aussehen Cauda equina (Pferdeschweif) genannt.
7) Blasen- und Mastdarmstörungen

Fall 2
1) Kompartmentsyndrom
2) Extensoren, oberflächliche und tiefe Flexoren, die Peronaeusgruppe
3) a) M. triceps surae
   b) M. gastrocnemius und M. soleus
4) Die Unterschenkelmuskeln sind von bindegewebigen Trennwänden, den Muskellogen, umgeben. Bei Muskelschwellung oder bei Einblutung in eine Loge entsteht aufgrund der räumlichen Enge ein starker Druck. Die Weichteile (v. a. Muskeln und Nerven) werden massiv komprimiert. Die Folgen können irreversible Muskelnekrosen und Nervenschäden sein.
5) Der Betroffene klagt über ein Gefühl von Enge in der Wade und/oder im Gips, die Beweglichkeit des Fußes nimmt ab. Die Haut verfärbt sich erst weiß, dann bläulich, Sensibilität und Puls sind reduziert.
6) Ausschluss einer tiefen Beinvenenthrombose

Fall 3
1) Morbus Parkinson, also der Untergang regulierender dopaminerger Neurone im Mittelhirn
2) Darmbein, Sitzbein, Schambein, Kreuzbein sowie am Femur: Caput femoris (Hüftgelenkskopf), Collum femoris (Schenkelhals), Trochanter major
3) Akinese, Rigor, Tremor
4) Bewegungsarmut, schlurfendes Gangbild, „Münzenzähler"-Tremor, gebeugte Haltung
5) Krankengymnastik, Gabe von Dopaminabkömmlingen
6) Blutverdünnende Medikamente, wie z. B. Azetylsalizylsäure (ASS) oder Cumarinderivate (z. B. Marcumar)
7) Wegen der erhöhten Sturzgefahr größtmögliche Sicherheit der Umgebung sowie korrekte und sichere Lagerung von Herrn Emack.

Fall 4

1) Akutes Glaukom
2) a) Hornhaut, vordere Augenkammer, Iris, Pupille, hintere Augenkammer, Linse mit Aufhängeapparat, Ziliarkörper mit Ziliarmuskel
   b) Bindehaut, Lederhaut, Aderhaut, Netzhaut
3) Abflussbehinderung des Kammerwassers im Bereich des Kammerwinkels
4) Erblindung, da der erhöhte Druck Netzhaut und Sehnerv schädigt
5) Regelmäßige Kontrolle des Augeninnendrucks ab dem 40. Lebensjahr
6) 10–20 mmHg
7) Gabe von Augentropfen, die durch Pupillenverengung den Kammerwinkel erweitern oder die Produktion von Kammerwasser drosseln; Operation
8) Reinigung stets in der physiologischen Tränenflussrichtung von außen nach innen

Fall 5

1) Die Diagnose lautet Depression. Der Arzt weist sie in eine Klinik für Psychosomatik (hier werden insbesondere die Wechselwirkungen zwischen Körper und Seele berücksichtigt) ein, denn die Kopfschmerzen und der Schwindel scheinen der körperliche Ausdruck für die Depression zu sein.
2) Niedergedrückte Stimmung, Schlafstörungen, Morgentief, Schuldgefühle, Antriebslosigkeit, Gefühl der Leere, Freudlosigkeit, körperliche Beschwerden ohne Befunde
3) 15–20 % aller Menschen
4) Neigung zum Suizidversuch

Fall 6

1) Eine Borrelieninfektion
2) Durch Zecken verursacht. Das Bakterium lebt im Darm der Zecke. Beim Stich in die Haut wird es mit ihrem Sekret auf den Menschen übertragen. Es handelt sich um eine Übertragung durch einen Vektor (aktiven Überträger).
3) Kontaktinfektion, fäkal-orale Übertragung, Tröpfcheninfektion, aerogene Infektion, parenterale Übertragung, sexuelle Übertragung, diaplazentare Übertragung, Übertragung durch spezielle Vektoren
4) Erythema migrans, Wanderröte
5) Bakterien, Viren, Parasiten, Pilze
6) Antibiotika wirken auf Vertreter der Erregergruppe der Bakterien. Es muss die Möglichkeit einer Resistenzentwicklung beachtet werden. Dabei verändern Bakterien ihr Erbgut so, dass das Antibiotikum sie nicht mehr angreifen und zerstören kann. Dies geschieht immer dann, wenn ein Antibiotikum sehr häufig eingesetzt worden ist und/oder im Einzelfall nicht lange genug gegeben worden ist. Durch eine Resistenzprüfung kann ein Antibiogramm erstellt werden, das zeigt, auf welche Antibiotika der Keim empfindlich ist.

Fall 7

1) Appendizitis („Wurmfortsatzentzündung", im Volksmund Blinddarmentzündung)
2) Der Appendix gehört zum Blinddarm, der der erste Abschnitt des Dickdarmes ist. Er liegt vor der rechten Darmbeinschaufel. Am unteren Ende des Blinddarms hängt als wurmförmiges Anhangsgebilde der Wurmfortsatz (Appendix vermiformis).
3) Operative Entfernung
4) 4–9/nl
5) Granulozyten, Monozyten, Lymphozyten. Davon haben die Granulozyten einen Anteil von 60 % der Leukozyten im Blut.
6) Ileozäkalklappe (Valva ileocaecalis)

Fall 8

1) Dekompensierte Linksherzinsuffizienz (aufgrund einer koronaren Herzkrankheit – daher wenig später der Herzinfarkt)
2) Myokardinfarkt (Herzinfarkt)
3) a) Rechte Koronararterie (A. coronaria dextra) und linke Koronararterie (A. coronaria sinistra)
   b) Ramulus interventricularis anterior
4) A) b, c, e, g und B) a, d, f, h
5) Zeltförmige T-Welle; ST-Hebung
6) Kardiogener Schock mit Herzversagen
7) Oberkörperhochlagerung

Fall 9

1) Leberzirrhose mit Ösophagusvarizenblutung
2) Endoskopische Verklebung der blutenden Ösophagusvarizen
3) Chronische Virushepatitis
4) Lacklippen, Lackzunge, Weißnägel, reduzierte Schambehaarung, Milzvergrößerung, Enzephalopathie, Leberzirrhose, Aszites
5) Durch den Leberschaden werden weniger Gerinnungsfaktoren gebildet und die Gerinnungsfähigkeit des Blutes ist herabgesetzt.
6) Das Lebergewebe mit seiner typischen Läppchen- und Gefäßstruktur geht zugrunde und wird durch bindegewebige Narben und Regeneratknoten ersetzt.
7) Das Leberläppchen hat einen sechseckigen Grundriss. In der Mitte ist der Durchtritt der Zentralvene, an den sechs Ecken befindet sich jeweils ein Periportalfeld mit der sogenannten Glisson-Trias. Die Glisson-Trias beseht aus einem Ast der V. portae (Pfortader) sowie flankierend einem Ast der Leberarterie einerseits und einem kleinen Gallengang (interlobulär) andererseits.
8) Ikterus. Bei der Leberzirrhose kommt es zum „intrahepatischen" Ikterus. Hierbei kann die geschädigte Leber die anfallende Menge an Bilirubin nicht bewältigen und es tritt ins Blut über. Bei der Blutuntersuchung im Labor kann man eine Erhöhung des direkten und indirekten Bilirubins feststellen.
9) Der Patient hat eine hepatische Enzephalopathie (leberbedingte Beeinträchtigung des Gehirns). Diese entsteht durch unzureichende Entgiftung des Ammoniaks als Abbauprodukt von Eiweißen in der Leber. Das Ammoniak stört die Neurotransmittersysteme und die Signalverarbeitung im Gehirn. Dadurch kommt es zu neurologischen und psychischen Auffälligkeiten.

Fall 10

1) Hörsturz mit Tinnitus
2) Die subjektive Wahrnehmung eines Tones oder Geräusches, das objektiv nicht existiert.
3) Durchblutungsstörungen des Innenohrs, die häufig bei starkem Stress vorkommen.
4) Audiometrie. Damit lassen sich die individuellen Hörschwellen für Töne ermitteln.
5) 1.000 Hz. Das Phon ist eine Einheit für subjektive Lautstärkeempfindung durch das menschliche Ohr.
6) Glukokortikoide sowie Infusionen von Substanzen, die die Fließeigenschaften des Blutes verbessern sollen. Die Ruhe und das Autogene Training sollen ihm bei der Stressbewältigung helfen.

Fall 11

1) Prostatavergrößerung (Prostatahyperplasie)
2) a) Kastaniengroß
   b) Harnblase
   c) Beckenboden
   d) Harnsamenröhre
3) Samenbläschen und Cowper-Drüsen
4) Die Prostatavergrößerung bei Herrn S. stellt ein Abflusshindernis mit sehr stark eingeengter Harnröhre dar.
5) Bei ca. 60 % der Männer ab 55 Jahren.
6) Durch die unvollständige Leerung der Harnblase haben sich im Restharn Bakterien vermehrt. Die Verfärbung des Testfeldes „Nitrit" zeigt, dass ein Harnwegsinfekt vorliegt. Nitrit ist ein Bakterienstoffwechselprodukt, das im Katheter-Urin nur bei einer Harnwegsinfektion nachgewiesen werden kann.
7) Da im Allgemeinen das Legen eines Blasenkatheters ein hohes Infektionsrisiko für die Harnwege bedeutet, muss (wie auch bei der täglichen Intimpflege) absolut steril gearbeitet werden. Die Blase ist ausreichend zu spülen. Dies geschieht durch erhöhte Flüssigkeitszufuhr (Trinkmenge oder Infusion).
8) Bestimmung des PSA (Prostata-spezifisches Antigen), das bei einem Prostatakarzinom über 4 ng/ml erhöht ist. Zweite Möglichkeit ist die Entnahme einer Gewebeprobe sowie ihre Untersuchung auf das Vorhandensein von Krebszellen.
9) Operative Ausschälung der Prostata oder Abtragen der Prostata mit dem Laserstrahl

Fall 12

1) Lymphödem
2) 15–20 Drüsenlappen (Lobi), getrennt durch lockeres Bindegewebe. Die Lappen setzen sich jeweils aus kleineren Läppchen (Lobuli) zusammen, diese wiederum aus Milchsäckchen (Alveolen). Jeder der Lappen mündet mit einem Milchausführungsgang auf der Brustwarze. Das Fettgewebe, das die Brustdrüse umgibt, bestimmt die Größe der Brust.
3) Oberer äußerer Quadrant der Brust
4) Mastektomie, Axilladissektion
5) Sie werden histologisch auf Metastasen untersucht.
6) Die Lymphknotenentfernung sowie die Bestrahlung des Gewebes schädigen die ableitenden Lymphbahnen des Armes. Dadurch entsteht ein Lymphödem im Arm.
7) An dem betreffenden Arm dürfen keine Blutentnahme und keine Blutdruckmessung erfolgen, da dieser Arm zu Entzündungen und Schwellungen neigt. Die Patientin sollte auch von Überbelastung, monotonen Bewegungen dieses Armes abgehalten werden. Starke Wärmeeinwirkung sollte vermieden werden.
8) Eine Entstauung des Lymphödems kann durch häufiges Hochlagern, Hautpflege und Anwendung von Lymphdrainage erfolgen. Lymphdrainage ist eine spezielle Massageform.

Fall 13

1) Hypothyreose (Schilddrüsenunterfunktion), ausgelöst durch die Autoimmunerkrankung Hashimoto-Thyroiditis
2) Eine autoimmun bedingte Entzündung zerstört das funktionsfähige Drüsengewebe, das durch Bindegewebe ersetzt wird. Letzteres kann jedoch keine Schilddrüsenhormone produzieren oder sezernieren.
3) Hyperthyreose (Überfunktion der Schilddrüse). Die Hauptsymptome sind ein erhöhter Grundumsatz, Gewichtsabnahme, Schlaflosigkeit, innere Unruhe, körperliche und geistige Lebhaftigkeit, erhöhter Blutdruck, beschleunigter Puls, Wärmeunverträglichkeit, Durchfall, starrer Blick, hervortretende Augäpfel
4) Jod, Thyroxin (T_4) und Trijodthyronin (T_3)
5) Sie steigern Energieumsatz und Wärmeproduktion des Körpers, erhöhen den Sauerstoffbedarf des Körpers, stimulieren den Abbau von Fetten und Glykogen und wirken eiweißaufbauend. Zudem sind sie bei Kindern unabdingbar für das normale Körperwachstum und die physiologische Reifung des Gehirns.
6) Die häufigste Ursache einer Struma ist ein Jodmangel im Trinkwasser. Dadurch kann nicht genug T_3/T_4 gebildet werden. In der Folge kommt es in der Hypophyse zur vermehrten Ausschüttung von TSH (Schilddrüsen stimulierendes Hormon). Dies bewirkt die Zunahme des Drüsengewebes in der Schilddrüse und damit deren Vergrößerung.

Fall 14

1) a) Aus der Plazenta über die Nabelvene
   b) Parallelauswurf beider Herzhälften in den großen Kreislauf; Gehirn und Herz werden bevorzugt versorgt; die Lungen werden relativ minderdurchblutet
2) a) 3. Trimenon
   b) 13 SSW (Schwangerschaftswochen)
3) b
4) EPH-Gestose (Ödeme, Proteinurie, Hypertonie)
5) Störungen von Leberfunktion und Gerinnung
6) Eine Aspiration muss vermieden werden, ggf. den Patienten in die stabile Seitenlage bringen. Ggf. Zahnprothese entfernen.

Nach dem Erbrechen dem Patienten Mundpflege anbieten. Beschmutzte Kleidung und Bettwäsche wechseln. Den Patienten bis zur Rücksprache mit dem Arzt nüchtern lassen. Dokumentiert werden Uhrzeit des Erbrechens, Menge, Aussehen und Geruch. Bei besonderen Auffälligkeiten das Erbrochene dem Arzt zeigen.

Fall 15

1) Pseudokrupp: eine Laryngitis mit Beteiligung von Rachen und Bronchien, die bei Kleinkindern im Rahmen von Virusinfektionen auftreten kann
2) a) Luft- und Speisewege
   b) Um einen Eintritt des Speisebreies in die Luftröhre zu verhindern, legt sich beim Schlucken der Kehldeckel schützend über den Kehlkopfeingang.
3) a) Aspirationsgefahr
   b) Patienten nach einem Schlaganfall; frisch operierte Patienten, die intubiert waren oder ein Narkosemittel erhalten haben; Patienten, die lange beatmet waren; Patienten mit schweren neurologischen Erkrankungen
4) Epiglottitis (Kehldeckelentzündung), die bakteriell verursacht wird, hochfieberhaft ist. Wegen der Gefahr einer Kehldeckelschwellung mit Erstickungsgefahr müssen diese Kinder schnellstmöglich intensivmedizinisch behandelt werden.
5) a) Der Kinderarzt will für eine Zufuhr von kühler, feuchter Luft sorgen, um die akute Symptomatik zu beruhigen. Das Kind bleibt weitgehend angekleidet, denn es soll nicht auch noch auskühlen.
   b) Kortison
6) a) Soviel Kontakt zu Vater und Mutter wie möglich
   b) So wenig Wechsel von Pflegepersonen wie möglich
   c) Stress und Streit zwischen Eltern und Pflegenden vermeiden
   d) Mit dem Kind ehrlich kommunizieren
   e) Das Kind einbeziehen, stets alle notwendigen Maßnahmen erklären
   f) Schutzräume und Ruhephasen für das Kind schaffen
   g) Für genügend Raumwärme sorgen, z. B. das Kind nur mit warmen Händen anfassen, nicht auf einmal alle Kleidungsstücke entfernen
   h) Den Krankenhausaufenthalt des Kindes nach Möglichkeit verkürzen

Fall 16

1) Bei Sommertemperaturen kommt es häufiger zu einer schnellen Vermehrung von Bakterien oder Schimmelpilzen auf der Oberfläche von Nahrungsmitteln, die dann auch in die Tiefe eindringen können. Häufig werden die Zutaten auch durch Vernachlässigung von Hygieneprinzipien bei der Zubereitung sowie durch schlechte Lagerung verunreinigt.
2) Flüssigkeits- und Elektrolytverlust, Austrocknung mit dem Risiko von Volumenmangel und Kreislaufzusammenbruch
3) Kaliumverlust, durch den es zu Herzrhythmusstörungen von Extrasystolie bis hin zum Kammerflimmern kommen kann.
4) Pulslosigkeit bzw. ein schwierig zu tastender Puls
5) Die Einnahme von Diuretika oder der gewohnheitsmäßige Gebrauch von Laxanzien (Laxanzienabusus).
6) Hebt man bei einem dehydrierten Patienten eine Hautfalte z.B. auf dem Handrücken ab, so bleibt diese stehen, statt nach dem Loslassen wieder zu verstreichen.
7) Bei der Flüssigkeitsbilanzierung stellt man die Einfuhrmengen an Flüssigkeiten den Ausfuhrmengen gegenüber. Zur Einfuhr gehören die Trink- und Infusionsmengen sowie die Flüssigkeitsanteile von Suppen, Brei oder anderen Nahrungsmitteln. Zu den Ausfuhrmengen gehört die tägliche Urinausscheidung sowie geschätzte Mengen an Wasserverlust über die Haut, über den Atem, aber auch über Erbrechen, Durchfälle oder Blutverluste. Eine ausgeglichene Flüssigkeitsbilanz besteht, wenn die Flüssigkeitseinfuhr gleich der Flüssigkeitsausfuhr ist.
8) Der Ausgleich des Wasserhaushalts bei Intensivpatienten und Patienten mit Niereninsuffizienz sollte nur von Personen mit klinischer Erfahrung unter gleichzeitiger Berücksichtigung des Elektrolythaushalts korrigiert werden. Hierbei sind insbesondere der Natrium- und Kaliumspiegel von Bedeutung.

Fall 17

1) Schenkelhalsfraktur
   a) Hüftpfanne
   b) Hüftgelenk
2) Osteoporose (Knochenschwund)
   a) Östrogenmangel nach der Menopause
   b) Bewegungsmangel,Alkohol missbrauch, Diabetes mellitus, Hyperthyreose
   c) Glukokortikoidtherapie, Tumoren, chronische Entzündungen
3) Knochendichtemessung
4) Etwa 6,3 Millionen an Osteoporose erkrankte Personen gibt es in Deutschland.
5) Kalzium und Vitamin D
   a) 1000mg/Tag
   b) Nüsse, Brokkoli, Grünkohl, Fenchel, Hülsenfrüchte, Hartkäse, Milch
   c) Tierisches Eiweiß (Fleisch), Kaffee, Tee, Oxalsäure, Phosphor
6) Immer-Kleiner-Werden, Rundrückenbildung (Witwenbuckel), Hervortreten des Abdomens und Faltenbildung am Rumpf
7) Die Versorgung mit einer Winkelplatte, die Einbringung einer dynamischen Hüftschraube oder der Einsatz einer Endoprothese.
8) Kalzium, Vitamin D, Biphosphonate
9) Allgemein durch Bewegung, aber insbesondere Physiotherapie, durch Kraft-, Ausdauer- und Koordinationstraining wird die Knochendichte

erhöht, Muskeln und Koordination gefördert und so Stürzen vorgebeugt.

10) a) Brillengläser regelmäßig an die sich ändernde Sehschärfe anpassen
b) Rutschfeste Schuhe statt Schlappen tragen
c) Helle Beleuchtung in Zimmer, Fluren und Treppenhäusern anbringen
d) Stolperfallen entfernen (Teppiche, Kabel, Schwellen)
e) Montage von Handgriffen
f) Glatte Böden meiden
g) Bei Unsicherheit Verwendung von Gehhilfen